essentials

essentials liefern aktuelles Wissen in konzentrierter Form. Die Essenz dessen, worauf es als „State-of-the-Art" in der gegenwärtigen Fachdiskussion oder in der Praxis ankommt. *essentials* informieren schnell, unkompliziert und verständlich

- als Einführung in ein aktuelles Thema aus Ihrem Fachgebiet
- als Einstieg in ein für Sie noch unbekanntes Themenfeld
- als Einblick, um zum Thema mitreden zu können

Die Bücher in elektronischer und gedruckter Form bringen das Expertenwissen von Springer-Fachautoren kompakt zur Darstellung. Sie sind besonders für die Nutzung als eBook auf Tablet-PCs, eBook-Readern und Smartphones geeignet. *essentials:* Wissensbausteine aus den Wirtschafts-, Sozial- und Geisteswissenschaften, aus Technik und Naturwissenschaften sowie aus Medizin, Psychologie und Gesundheitsberufen. Von renommierten Autoren aller Springer-Verlagsmarken.

Weitere Bände in der Reihe http://www.springer.com/series/13088

Roland König

Schnelle Hilfe bei Burnout

Leicht anwendbare Methoden für Psychotherapeuten, Coaches und Betroffene

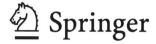 Springer

Roland König
Bad Vöslau, Österreich

ISSN 2197-6708   ISSN 2197-6716   (electronic)
essentials
ISBN 978-3-658-30300-6   ISBN 978-3-658-30301-3   (eBook)
https://doi.org/10.1007/978-3-658-30301-3

Die Deutsche Nationalbibliothek verzeichnet diese Publikation in der Deutschen Nationalbiblio-
grafie; detaillierte bibliografische Daten sind im Internet über http://dnb.d-nb.de abrufbar.

Planung/Lektorat: Heiko Sawczuk
Springer ist ein Imprint der eingetragenen Gesellschaft Springer Fachmedien Wiesbaden GmbH
und ist ein Teil von Springer Nature.
Die Anschrift der Gesellschaft ist: Abraham-Lincoln-Str. 46, 65189 Wiesbaden, Germany

Was Sie in diesem *essential* finden können

- Anti-Burnout Methoden Pool für Therapeuten
- Leicht verständliche Methoden, um ihren Klienten, oder sich selbst aus dem Burnout zu helfen.
- Der Focus liegt auf einer raschen Beseitigung von Erschöpfungs- und Depressionssymptomen.
- Die beschriebenen Methoden helfen den Betroffenen sich schnell aus ihrem Leidensdruck zu befreien und sich wieder allgemein leichter und glücklicher zu fühlen.
- Schnelle Hilfe für Betroffene. Die Anleitungen wurden so geschrieben, dass für die Umsetzung therapeutisches Wissen zwar von Vorteil, aber nicht zwingend notwendig ist.

Bitte beachten Sie, dass es Gründe dafür gibt, warum jemand ein Burnout erleidet. Um spätere Rückfälle in das Erschöpfungssyndrom zu vermeiden, empfehle ich zusätzlich eine psychologische oder psychotherapeutische Unterstützung.

Dieses Buch ist für alle Menschen, unabhängig ihres Geschlechts geschrieben worden. Ausschließlich aufgrund der leichteren Lesbarkeit habe ich mich für die klassische Anrede entschieden.

Viele meiner beschriebenen Methoden finden Sie auch auf meinem Youtube Channel. Suchen Sie in Youtube einfach nach „Mag. Roland König" oder geben Sie folgenden Link ein:

https://www.youtube.com/channel/UCJtdwZohLHp8Yu9XIqDC47Q/featured

Inhaltsverzeichnis

1 Burnout explodiert 1
   1.1 Gibt es immer mehr arbeitsscheue Menschen? 1

2 Zurück in die Leichtigkeit 5
   2.1 Was macht Ihnen Spaß? 6
   2.2 Gesund auch ohne Medikamente und ihre
       Nebenwirkungen 8
   2.3 Burnout ist Ihr Freund 9

3 So befreien Sie sich von Unruhe und Stress 13
   3.1 Atmen Sie sich frei. 13
       3.1.1 Bei fehlender Wirkung klären Sie mit
               Ihren Klienten folgende Störfaktoren ab 18
   3.2 Nichts ist besser als das Ziel 19

4 Gewinnen Sie Kraft im Hier und Jetzt 21
   4.1 VAGOK 22
   4.2 Zählen Sie sich gesund. 23

5 Gönnen Sie sich ein Gehirn-Update 25
   5.1 Vernetzen Sie Ihre Neuronen neu. 25
   5.2 Die schweren Gedanken stoppen 26
   5.3 Gedanken Transformation 27
   5.4 Mit Kaffeebohnen ins Glück 31

6 Genial einfach, einfach genial! 33
  6.1 Die Macht der Farben 33
  6.2 Probleme schrumpfen lassen 34

7 Die Macht der Suggestion 37
  7.1 Glaubenssätze 37
  7.2 Sie müssen nicht 38
  7.3 Erlauben Sie sich ein Happy End. 40
  7.4 Anker setzen. 42
  7.5 Erlauben Sie sich, unerreichbar zu sein 43

8 Ernährung – die Basis Ihrer Kraft 45
  8.1 Bio reicht nicht. Ihre Verdauung braucht Ruhe
       und Aufmerksamkeit. 45
  8.2 Für alles gibt es den richtigen Moment – auch
       für das Essen 46
  8.3 Pflanzen und Nahrungsmittel, die sich positiv
       auf Ihre Stimmung auswirken 47
       8.3.1   Johanniskraut 48
       8.3.2   Sibirischer Ginseng 48
       8.3.3   Tryptophan 49
       8.3.4   Hydroxytryptophan 49
       8.3.5   Rosenwurz 50
       8.3.6   Weißdorn 50
       8.3.7   Marillen 51
       8.3.8   Bananen 51
       8.3.9   Spargel 51
       8.3.10 Avocados 51
       8.3.11 Seetang und Algen 52
       8.3.12 Fetter Seefisch 52
       8.3.13 Walnüsse 52
       8.3.14 Naturreis und Paranüsse. 52
       8.3.15 Süßkartoffeln 53
       8.3.16 Rosmarin und Salbei 53
       8.3.17 Kurkuma. 53
       8.3.18 Schokolade. 53
       8.3.19 Schlafbeeren. 54

8.4   Pflanzen und Nahrungsmittel, die sich positiv
      auf Ihren Schlaf auswirken   54
      8.4.1   Passionsblumen   54
      8.4.2   Baldrian   54
      8.4.3   Melisse.......................................   55
      8.4.4   Hopfen   55
      8.4.5   Hafer...   55
      8.4.6   Lavendel......................................   55

Literatur..   59

Über den Autor

Mag. Roland König Als Hypnosepsychotherapeut und Psychologe mit den post-graduellen Ausbildungen Klinischer- und Gesundheitspsychologe helfe ich seit vielen Jahren Menschen mit Burnout und Ängsten.

Nachdem ich meinen *Dottore* in Italien in der Arbeitspsychologie absolviert hatte, arbeitete ich viele Jahre bei Microsoft im Großkundensupport als Support Engineer und Technical Account Manager. In dieser Zeit wurden meine Leistungen mit zahlreichen Softwaretools überwacht und ich lernte, was es heißt unter Druck zu arbeiten. Die damalige Herausforderung helfen mir heute sehr den Stress meiner Klienten nachzuvollziehen.

In meinen Vierzigern führte mein Wunsch nach mehr Sinn im Leben mich dazu, ein zweites Studium zu absolvieren – die Psychotherapie. Seit über einem Jahrzehnt helfe ich Menschen mit Burnout und Ängsten. Sie kommen aus allen Berufssparten und werden immer mehr.

Über Feedback würde ich mich sehr freuen. Interessant für mich wäre auch, ob Sie sich eine Fortsetzung dieses Buches wünschen.

Schreiben Sie mir einfach an feedback@insglueck.at.

Zusätzlich sind Sie herzlich von mir eingeladen, meine fortführenden Seminare zu besuchen. Diese werden vor Ort, oder auch online in Form von Webinaren gehalten. Weitere Informationen hierzu finden Sie unter www.insglueck.at.

Viel Erfolg und Leichtigkeit wünscht Ihnen

Mag. Roland König
Hypnosepsychotherapeut
Klinischer Psychologe
Gesundheitspsychologe
www.insglueck.at

Über die Illustratorin

Der Text wurde von meiner lieben Frau Susanne König, Dipl. Kunsttherapeutin, Dipl. Lebens-und Sozialtherapeutin illustriert.

Susanne König
Erzherzog Rainer Ring 3/3
2500 Baden
office(a)susannekoenig.at
www.susannekoenig.at

Burnout explodiert

Es breitet sich aus wie ein Virus. Seit 2004 hat sich in Deutschland die Zahl der Betroffenen mehr als verneunfacht (Statista 2020). Und wir sprechen hier nur von jenen Personen, die offiziell aufgrund eins Burnouts als arbeitsunfähig erfasst wurden. 2018 waren es rund 176.000 Burn-out-Betroffene mit 3,9 Mio. Krankheitstagen.

1.1 Gibt es immer mehr arbeitsscheue Menschen?

Viele sehen im Burnout immer noch eine Modeerscheinung, eine Ausrede, ein Modewort für Faulheit. Tatsächlich aber leiden Betroffene sehr unter ihrer verminderten Leistungsfähigkeit. Nach 10 Jahren als Psychologe und Hypnosepsychotherapeut in der Burnout-Praxis habe ich folgende These:

▶ Die Menschen werden nicht zunehmend arbeitsscheu. Das Gegenteil ist der Fall. Sie legen ihren Fokus zu sehr auf die Arbeit und vergessen dabei zunehmend, auf ihre eigenen Bedürfnisse zu achten und das soziale Netz zu pflegen, in dem sie eingebettet sind.

In unserer heutigen Gesellschaft zählt immer weniger der Mensch und immer mehr dessen Leistung. Man kann dies zum Beispiel unter anderem auch daran ableiten, dass es kaum mehr Personalmanagement gibt, sondern nur mehr ein Human Ressource Management.

Der Mensch wird zur Ressource. Zwischenmenschliche Herzlichkeit und ein freudvolles Miteinander, das nicht vorrangig der Leistungserbringung dient, gelten zunehmend als Zeitverschwendung. Immer mehr Menschen werden diesen

stressfördernden Anforderungen so lange ausgesetzt, bis sie den Zugang zu ihren
Gefühlen und ihren Bedürfnissen verlieren. Sie internalisieren Ziele, die von
ihrer Firma angestrebt werden und machen diese mit höchster Priorität zu ihren
eigenen. Sie leben ein soziales Konzept, das ihnen ihre Arbeit vorgibt und ziehen
aus ihrem leistungsorientierten Beitrag als Ressource ihr Selbstbewusstsein. Sie
machen sich abhängig von der Anerkennung ihrer Vorgesetzten, Mitarbeiter und
Kunden und verlieren den Zugang zu ihrem inneren Selbst. In Anlehnung an die
traditionelle chinesische Medizin könnten wir auch sagen, der Fluss des Qi geht
vielen Menschen zunehmend verloren.

Es ist die leistungsorientierte Gesellschaft, die Menschen grenzenlos hart zu
sich und zu anderen werden lässt. Dies führt dazu, dass sie ihre eigenen Bedürfnisse immer schlechter wahrnehmen. Ihr verdrängtes Selbst leidet unter dieser
Selbstverleugnung und meldet sich mit Unruhe, Getriebenheit und einer gewissen
inneren Leere.

Wer den Dialog zu sich verliert, erlebt Stress. Früher oder später führt dieser
in eine Erschöpfung. Burnout ist die Folge davon, dass man Teile seines Lebens
nicht so lebt, wie man es sich (unbewusst) wünscht.

Wir sind soziale Wesen. Evolutionsbiologisch waren wir sehr erfolgreich.
Allerdings weniger, weil wir als Individuen die Schnellsten oder Stärksten
auf unserem Planeten waren. Also nicht, weil wir als Einzelner die besseren
Leistungen erbrachten. Schon immer gab es andere Lebewesen auf unserem
Planeten, die in kürzerer Zeit eine wesentlich höhere Leistung erbringen konnten.
Denken Sie nur einmal an die Kraft eines Bären oder an die Geschwindigkeit
eines Gepards.

Dennoch hat der Mensch es geschafft, sich in der Nahrungskette einen Platz
ganz oben zu erkämpfen. Er entwickelte eine geniale Fähigkeit, die ihm half,
trotz fehlender Spitzenleistung seinen Siegeszug in der Evolution anzutreten:
Unsere Vorfahren entdeckten die enormen Auswirkungen von sozialen und
altruistischen Verhaltensweisen.

Im Zusammenhalt und der Sicherheit des Miteinanders, im Schutz der Gruppe,
waren wir anderen Lebewesen auf Dauer überlegen. Ein Schlüssel zum Erfolg
hierbei war die Entstehung einer guten Kommunikation untereinander. Wir ent-
wickelten die Fähigkeit, miteinander zu sprechen, vereinten unsere individuellen
Fähigkeiten und stehen nun an der Spitze der Evolutionskette.

Das Kommunizieren miteinander und unsere sozialen Verhaltensweisen haben
uns gemeinsam stark und erfolgreich gemacht.

Und genau diese Kommunikation ist heute zunehmend in Gefahr. Wenn wir
wieder mehr Leichtigkeit erleben wollen, müssen wir in den Dialog gehen. Und
zwar als ersten Schritt in den Dialog zu uns selbst. Nur dann können wir uns eine

Umwelt schaffen, in der wir uns maximal wohl fühlen. Kommunikation zu sich und den anderen ist der Schlüssel zum Erfolg. Wer seine eigenen Bedürfnisse verdrängt, neigt dazu, seine Arbeit oder Umwelt zu idealisieren, in der trügerischen Hoffnung durch diese Ablenkung von sich selbst Sinnerfüllung und Halt zu bekommen.

Der erste Schritt in die Leichtigkeit geht nach innen und nicht nach außen. Aus diesem Grund gilt es Mittel und Wege zu finden, dass Betroffene folgende Botschaft internalisieren können: „Sie sind jetzt wichtig! Warten Sie nicht darauf, dass sich andere für Sie verändern und Sie durch Anerkennung glücklich machen".

Zurück in die Leichtigkeit

Starten Sie mit Ihren Klienten die Reise aus dem Burnout mit einer ehrlichen Kommunikation nach innen. Unterstützen Sie die Betroffenen dabei, ihre verdrängten Gefühle und Bedürfnisse wieder neu zu entdecken und sich bewusst zu machen, dass sie sich selbst zu wenig wichtig nehmen und daher auf ein Burnout zusteuern. Fragen, wie die folgenden können hierbei sehr hilfreich sein:

1. *Fühlen Sie sich häufig gestresst?*
2. *Fühlen Sie sich zunehmend erschöpft?*
3. *Sind Sie zunehmend reizbar oder reagieren Sie öfters ungewohnt emotional?*
4. *Fühlen Sie sich häufig überfordert?*
5. *Greifen Sie vermehrt zu Alkohol, Medikamenten oder diversen Suchtmittel?*
6. *Leiden Sie unter Konzentrationsproblemen?*
7. *Macht Sie Ihre Arbeit glücklich?*
8. *Haben Sie das Gefühl, ausreichend Zeit mit Ihrer Familie und Freunden verbringen zu können?*
9. *Wie läuft Ihre Beziehung? Sind Sie zunehmend gereizt?*
10. *Kommen Ihre eigenen Bedürfnisse zu kurz?*
11. *Gibt es Wünsche oder Ziele, die Sie nie versucht haben, zu verwirklichen?*
12. *Können Sie sich gut abgrenzen? Fällt es Ihnen eher schwer, „Nein!" zu sagen?*

Diese Selbsterkenntnis ist ein wichtiger erster Schritt, damit der Klient erkennt, dass er seiner stresserzeugenden Umwelt nicht hilflos ausgeliefert ist, sondern aufgrund seiner Prioritätensetzung auf ein Burnout zusteuert.

© Der/die Herausgeber bzw. der/die Autor(en), exklusiv lizenziert durch Springer Fachmedien Wiesbaden GmbH, ein Teil von Springer Nature 2020
R. König, *Schnelle Hilfe bei Burnout*, essentials,
https://doi.org/10.1007/978-3-658-30301-3_2

Und dann beginnen wir mit der Ursachenforschung: *Wann haben Sie damit begonnen, Ihre Wünsche und Bedürfnisse zu verdrängen? Wann haben die genannten Symptome begonnen? Könnte es sein, dass Sie in Ihrer Umwelt eine gewisse Erwartungshaltung an Sie erzeugt haben, wie zum Beispiel: Auf Sie ist immer Verlass und wenn es Ihnen irgendwie möglich ist, geben Sie alles?* Es ist wichtig, dass der Klient erkennt, dass sein Burnout existiert, weil er seine Bedürfnisse nicht lebt und stattdessen die leistungsorientierten Projekte seiner Umwelt zu seinen primären Lebenszielen macht.

2.1   Was macht Ihnen Spaß?

Sobald die Klienten bereit sind, zu akzeptieren, dass sie einiges zu ihrem Burnout beigetragen haben und sich durch das Gespräch mit Ihnen bewusst gemacht haben, dass sie nicht hilflos ausgeliefert sind, sondern durch Verhaltensänderungen diesen kraftraubenden Zustand wieder verlassen können, helfen Sie ihnen, ihre nicht mehr gelebten Freuden des Lebens wiederzufinden. Ganz wichtig ist es, sie dabei zu unterstützen, sich aus ihren negativen Gedankenspiralen zu holen.

Folgende einfache Vorgehensweise hat sich am Beginn der Therapie als sehr hilfreich gezeigt: Ich fordere die Klienten auf, darüber nachzudenken, was ihnen früher einmal Spaß gemacht hat und arbeite mit ihnen anschließend einen konkreten Zeitpunkt aus, an dem sie diese freudvolle Tätigkeit wieder in ihr Leben aufnehmen. Sinngemäß können Sie folgendermaßen instruieren:

Gehen Sie in einen inneren Dialog und erspüren Sie Ihre Bedürfnisse. Seien Sie in den kommenden Tagen auf alles aufmerksam, was Ihnen Energie bringt und was Ihnen Energie raubt. Die untenstehende Tabelle wird Ihnen helfen, sich aus Ihrer Erschöpfung zu befreien.

Schritt 1: Schreiben Sie in die linke Spalte alle Dinge und Tätigkeiten, die Ihnen Freude bereiten oder die Ihnen früher einmal Spaß gemacht haben. Gibt es vielleicht noch nicht verwirklichte Wünsche (Reisen, kreative Verwirklichung, Hobbies)? Suchen Sie in Ihren Erinnerungen nach schönen Momenten in Ihrem Leben. Sie werden überrascht sein, wie gut Ihnen das tut. Je mehr Punkte Sie anführen können, desto besser.

Schatzkiste der Freude

Menschen, Tätigkeiten und Dinge, die mir Kraft geben	Datum und Uhrzeit der Wiederaufnahme

Schritt 2: *Wenden Sie sich nun der Spalte 2 zu und setzen Sie für möglichst viele Tätigkeiten ein Datum fest, wann Sie Ihre energiegebenden Aktivitäten wieder in Ihr Leben aufnehmen.*

▷ **Wichtig**

Wenn Sie aus dem Burnout möchten, hören Sie auf Ihre Bedürfnisse und vermeiden Sie Glaubenssätze wie „Ich habe hierfür keine Zeit".
Sie sind jetzt wichtig!

Burnout ist ein Hilferuf Ihres Unbewussten, weil Sie sich bisher zu wenig Zeit für sich genommen haben. Ändern Sie das. Betrachten Sie Burnout als Aufforderung und Chance, zurück in ein glückliches Leben zu finden.

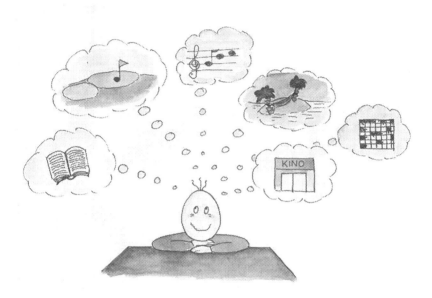

2.2   Gesund auch ohne Medikamente und ihre Nebenwirkungen

Viele Menschen greifen rasch zu Medikamenten, wenn sie das Gefühl haben, nicht richtig zu „funktionieren". Besonders in depressiven oder antriebslosen Episoden hoffen sie, durch die Einnahme chemischer Substanzen möglichst rasch wieder einsatzfähig zu sein. Leider sind Antidepressiva nur bei einem geringen Prozentsatz effektiv. Umso häufiger aber haben sie belastende Nebenwirkungen.

In jedem Fall ist es aus meiner Sicht wichtig, dass die Betroffenen verstehen, dass Medikamente symptomatisch wirken und keine Ursachen beheben können.

Es gibt Gründe für das Entstehen eines Burnouts. Diese sind aber weniger in körperlichen Defekten oder einer Überforderung zu suchen. Vielmehr ist Burnout ein Hilfeschrei des Unbewussten.

Personen, die Gefahr laufen, früher oder später in einem Burnout zu landen, leiden meist unter einem geringen Selbstwertgefühl. Um ihrer Unsicherheit entgegenzuwirken, versuchen sie durch herausragende Leistung die Anerkennung von anderen zu erhalten und schaden dadurch auf Dauer ihrer eigenen Gesundheit. Der Job wird ihnen wichtiger als sie selbst. Meist sind sie sich ihrer arbeitsfokussierten Prioritätensetzung gar nicht bewusst. Nur in Ruhephasen, in denen ihre verdrängten Bedürfnisse ins Bewusstsein gelangen, spüren sie eine innere Unruhe und Getriebenheit. Aufgrund ihres inneren Stresses fällt es ihnen zunehmend schwerer, sich auszuruhen.

Damit sind die Grundsteine für das Ausbrennen gelegt. Ihre Glaubenssätze und Verhaltensweisen führen sie zunehmend in ein Burnout. Medikamente können diese selbstverleugnenden Verhaltensweisen nicht heilen. Im Gegenteil, eine unter Burnout leidende Person läuft Gefahr, eine medikamentös gewonnene kurzfristige Antriebssteigerung erneut in den Kampf um Anerkennung von außen zu investieren und dadurch schon bald ein noch intensiveres Burnout zu erleiden. Destruktive und erschöpfende Verhaltensweisen werden durch die alleinige Einnahme von Medikamenten nicht erkannt und können daher auch nicht im Sinne einer dauerhaften Genesung behoben werden.

Verstehen Sie mich richtig: Psychopharmaka machen aus meiner Sicht auch bei Erschöpfungssymptomen Sinn, aber nur dann, wenn jemand so intensiv leidet, dass hilfreiche therapeutische Maßnahmen nicht mehr angenommen und umgesetzt werden können. Sie sind jedoch keinesfalls geeignet, jemanden auch in Zukunft vor einem Burnout zu bewahren. Jedes Medikament hat seine Nebenwirkung und erzeugt die unbewusste Suggestion, dass man krank sei und es ohne Medikamente nicht mehr schaffen könne.

Ich würde Burnout weniger als eine Erkrankung sehen. **Burnout ist die gesundheitlich wertvolle Aufforderung eins funktionierenden Unbewussten, destruktive Verhaltensweisen und Glaubenssätze im Sinne einer glück- und kraftgebenden Selbstfindung zu ändern.**

2.3   Burnout ist Ihr Freund

Die meisten Menschen, welche zunehmend in eine Erschöpfung geraten, leben den Glaubenssatz:

> Burnout ist ein Zeichen von Schwäche. Ich schäme mich dafür. Ich muss Burnout mit allen Mitteln bekämpfen!

Machen Sie Ihren Klienten bewusst, dass Burnout weniger ein Zeichen von Überforderung ist. Burnout ist vielmehr ein Hilferuf ihres verdrängten leidenden Selbst und dessen Aufforderung, auf die eigenen Bedürfnisse zu achten, sich abzugrenzen und „Nein!" zu sagen.

Es ist wichtig, dass die Betroffenen verstehen, dass Burnout nicht die Folge einer Fehlfunktion ihres Gehirns ist, welche behandelt und beseitigt gehört. Burnout ist das Ergebnis eines fehlenden oder gestörten inneren Dialoges.

Aus diesem Grund ist es am Anfang der Therapie sehr wichtig, mit den Klienten an ihrer Kommunikation nach innen zu arbeiten und mehr Raum für das Bewusstsein zu schaffen, dass sie aufgrund ihrer verdrängten Wünsche leiden. Ich frage hier zum Beispiel ganz gerne, was jemand auf die einsame Insel mitnehmen möchte. Oder ich lasse meine Klienten sich vorstellen, wie sie am Totenbett die letzten Momente ihres Lebens verbringen. Allein das Potential der Vorstellung, sich dem Tod zu stellen, fördert meist intensive Selbstreflexionen. Schließlich ersuche ich sie, am Sterbebett auf ihr Leben zurückzublicken und sich zu fragen, was in den letzten Minuten ihres Lebens wichtig für sie sein wird, getan und erlebt zu haben, um sich sagen zu können: „Ich habe mein Leben gelebt!".

Seine Arbeit hat dabei noch niemand auf die Insel genommen und die aktuellen Projekte, der Chef oder die Kollegen sind am Totenbett auch niemandem wichtig. Durch Fragen wie diese, werden sich die meisten bewusst, was wirklich wichtig für sie ist, z. B. Familie, Freunde, Hobbys und Selbstverwirklichung.

Anschließend gehe ich in der Therapie einen Schritt weiter und sage zu meinen Klienten: *Burnout ist Ihr Freund. Er macht Sie auf Ihre Selbstverleugnung aufmerksam. Mit all seinen Symptomen wie Unruhe, Getriebenheit und innere Leere ruft er aus Ihrem Unbewussten Ihnen zu, doch endlich mehr auf sich zu achten.*

Durch die zuvor gestellten Fragestellungen sind die meisten Klienten amüsiert bereit, Freundschaft mit ihrem Burnout zu schließen. Dies fördert wiederum ihre Entspannung. Achten Sie jedoch darauf, die Betroffenen nicht zu schnell damit zu konfrontieren, dass Burnout ein Hilferuf ihres Unbewussten ist und sie selbst viel zu ihrem Burnout beigetragen haben. Sie würden dadurch Gefahr laufen, dass diese in Widerstand gehen. Schließlich ist es leichter, anderen die Schuld zu geben, als eigene Verhaltensweisen und Glaubenssätze für sein Ausbrennen verantwortlich zu machen. Da sie sich innerlich leer und aufgrund ihrer sinkenden Leistungsfähigkeit zunehmend unsicher fühlen, fällt es ihnen umso schwerer, sich einzugestehen, dass die idealisierte Arbeit in der gelebten Priorisierung sie nicht glücklich macht.

Aus diesem Grund arbeite ich am Beginn der Therapie daran, Gedankenkreisen zu stoppen und negative Stimmungen durch positive Vorstellungen und Wiederaktivierung freudvoller Tätigkeiten aufzulösen.

Sobald die Betroffenen bereit sind, sich mehr um sich selbst zu kümmern, können Sie Aussagen wie die folgende gut für sich annehmen:

> Burnout ist ein echter Freund. Der lässt nicht locker. Schon gar nicht in schweren Zeiten. Folglich verstärkt er Ihre Symptome, bis Sie endlich auf ihn hören und sich wichtiger nehmen.

Nur, wer auf seine Bedürfnisse hört und mit sich im Dialog ist, kann dauerhaft in seiner Kraft bleiben ohne auszubrennen.

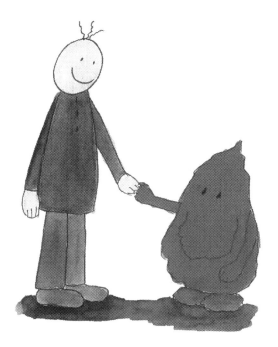

So befreien Sie sich von Unruhe und Stress

3

3.1 Atmen Sie sich frei

Personen, die auf dem Weg in ein Burnout sind, fühlen sich meist getrieben und leiden unter einer inneren Unruhe. Eine innere Getriebenheit, welche sie abhängig davon, wie stark sie ihre Arbeit fordert, mehr oder weniger stark wahrnehmen. Selbstverständlich ist es sehr wichtig, den Betroffenen zu helfen, sich zu entspannen. Häufig stoßen wir da jedoch auf ein Problem: Hat die leistungsorientierte Person nichts mehr zu tun, wird ihr ihre eigene Unruhe bewusst. Mit dem Resultat, dass Betroffene Phasen des Nichtstuns tunlichst vermeiden. Ihre fehlende Bereitschaft, sich auszuruhen, rationalisieren sie durch Glaubenssätze wie zum Beispiel: „Ich bin halt ein sehr fleißiger Mensch", „Ich bin unentbehrlich", oder „Wenn ich nichts tue, bekomme ich ein schlechtes Gewissen".

Die unbewusste Angst, innezuhalten, weil dann die eigenen Konflikte spürbar würden, kann so stark ausgeprägt sein, dass es den Betroffenen kaum möglich ist, sich zu entspannen. Sie fühlen sich getrieben und ihr Gehirn produziert einen Gedanken nach dem anderen. Immer schlechter gelingt es ihnen, auch nachts abzuschalten und es kommt zu Insomnien in Form von Ein- oder Durchschlafstörungen.

Schlafprobleme wiederum erhöhen zusätzlich den Leidensdruck. Konzentrationsstörungen führen zu Fehlern in der Arbeit, was neben Gereiztheit vermehrt zu Stimmungstiefs führt. Aus diesem Grund empfehle ich besonders am Beginn einer Burnout-Behandlung Methoden anzuwenden, welche den Betroffenen helfen, ihre lang ersehnte nächtliche Ruhe wiederzufinden. Wenn Sie nachts besser schlafen können, wird es ihnen tagsüber leichter fallen, diverse Entspannungsmethoden umzusetzen.

Die folgende Vorgehensweise eignet sich dafür hervorragend und wirkt fast immer schneller als jedes Medikament.

1. Helfen Sie Ihren Klienten, zu erkennen, dass sie sich viel zu häufig in einer Art „Kampfmodus" befinden. Für ein besseres Verständnis eignet sich auch der Vergleich mit einem Auto: *Wenn Sie über längere Zeit das Gaspedal stärker durchdrücken, dreht sich der Motor schneller. Auch wenn das Auto stillsteht. Bei zu viel Druck auf das Gaspedal arbeitet der Motor lauter. Durch die höhere Drehzahl kann das Auto zwar schneller beschleunigen, es wird aber wesentlich mehr Kraftstoff verbrauchen. Läuft der Motor zu lange auf Hochtouren und hat keine Möglichkeit sich abzukühlen, wird er heiß laufen. Früher oder später leuchten Kontrolllichter auf Ihrem Armaturenbrett auf. Sie können nun diese Warnlichter mit Klebestreifen überkleben, um diese unangenehme Nachricht nicht mehr wahrzunehmen, oder Sie gehen vom Gaspedal runter und reduzieren die überhöhte Kraftstoff Zufuhr. Und genau hier setzen wir an. Wir reduzieren Ihre überhöhte Kraftstoffaufnahme, in dem wir Ihr Sauerstoff-CO_2-Gemisch ändern, um Ihren Körper und Ihr Gehirn wieder zur Ruhe kommen zu lassen.*

2. Um den Erfolg der folgenden Methode Ihren Klienten deutlich erlebbar zu machen, bitten Sie diese, ihre gefühlte Unruhe auf einer Ratingskala zu bewerten. *Wie ruhig/ unruhig fühlen Sie sich im Moment auf einer Skala von 0 bis 10?*

Ruhig	0	1	2	3	4	5	6	7	8	9	10	Sehr unruhig

3. Üben Sie nun mit Ihren Klienten die BAUCHATMUNG: **Atmen Sie durch die Nase ein, während Sie den Bauch hinausstrecken.** *Im Laufe Ihres Einatmens sollte Ihr Bauch mehr anschwellen. Zählen Sie während des Einatmens bis 4.*

▶   Der Oberkörper und die Schultern sollten beim Einatmen ruhig bleiben und NICHT angehoben werden.

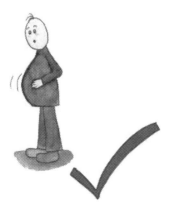

▷   **Tipp** Üben Sie die Atmung daheim vor einem Spiegel. Achten
Sie darauf, dass sich beim Einatmen durch die Nase nur Ihr Bauch
hebt. Schultern und Oberkörper bleiben ruhig.

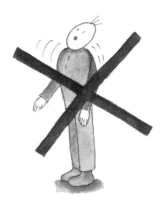

4. AUSATMEN: *Sofort nach dem Einatmen beginnen Sie mit der Ausatmung. Diese
sollte mindestens doppelt so lange dauern wie das Einatmen. **Atmen Sie durch
den Mund möglichst langsam aus und** zählen Sie dabei mindestens bis 8.*

▷   *Damit Sie auch wirklich langsam ausatmen, können Sie den Luftstrom,
der aus Ihrem Mund fließt, mit einer Lippenbremse verlangsamen. Dazu
spitzen Sie die Lippen wie beim Pfeifen (oder Küssen).*

▷   *Stellen Sie sich vor, Sie halten während des Ausatmens eine
brennende Kerze vor den Mund. Achten Sie darauf, dass die Kerze
NICHT zu flackern beginnt.*

Nach ca. 4 min lassen Sie Ihre Klienten ihre gewonnene Ruhe erneut auf einer
Ratingskala beurteilen.

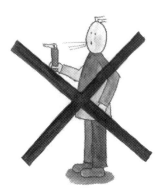

Wenn ihre Klienten die Bauchatmung beherrschen, ohne dabei die Schultern und den Brustbereich zu bewegen, können sie die Wirkung noch weiter verstärken, indem sie diese nach dem Ausatmen kurz warten lassen, bevor sie wieder einatmen.

5. WARTEN: *Nach dem langsamen Ausatmen durch den Mund (mit gespitzten Lippen),* **warten Sie, bevor Sie wieder mit dem Einatmen beginnen.** *Und zwar so lange, wie es für Sie angenehm möglich ist. Sie sollen dabei keine Atemnot bekommen. Ansonsten bleibt alles wie gehabt. Der einzige Unterschied: Nach dem Ausatmen warten, bevor Sie wieder einatmen.*

▶ *Warten Sie nur so lange, wie es sich für Sie angenehm anfühlt. Übertreiben Sie es nicht. Mit etwas Übung sollte sich die Atmung leicht und locker anfühlen.*

Wenn die Anti-Burnout-Atmung gut gelingt, sind Ihre Klienten bereit für das Sahnehäubchen: die psychische Verstärkung:

6. PSYCHISCHE VERSTÄRKUNG: *Stellen Sie sich vor, dass Sie beim Ausatmen (durch den Mund mit gespitzten Lippen) all Ihren Stress und all das, was Sie belastet, in einer Wolke ausatmen.* **Und während Sie die Luft aus Ihren gespitzten Lippen langsam loslassen, sagen Sie sich innerlich: „loslassen".** *Und während Sie beim Ausatmen allen Stress loslassen, können Sie der Wolke nachsehen, die aus Ihrem Mund strömt und mit all dem Stress verschwindet. Und mit jedem „Loslassen" werden Sie ruhiger und ruhiger.*

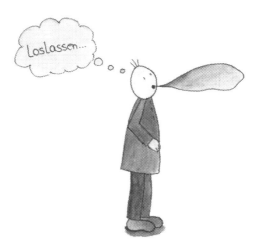

▶ *Sie können die Bauchatmung üben, indem Sie sich auf den Boden legen und ein Buch auf Ihren Bauch legen. Beim Einatmen sollte sich das Buch heben und beim Ausatmen senken.*

▶ *Halten Sie keinesfalls nach dem Einatmen inne. In diesem Zustand haben Sie den meisten Sauerstoff in sich und dies würde zu einem gegenteiligen Effekt führen. Der eingeatmete Sauerstoff würde Sie aktivieren.*

Nachdem der Betroffene die Anti-Burnout -Atmung 3 bis 5 min durchgeführt hat, ersuchen Sie ihn, erneut seine innere Ruhe/Unruhe auf einer Skala von 0 bis 10 zu bewerten.

Wie ruhig/unruhig fühlen Sie sich im Moment auf einer Skala von 0 bis 10?

Ruhig	0	1	2	3	4	5	6	7	8	9	10	Sehr unruhig

Wenn meine Klienten zum ersten Mal die Atmung korrekt durchgeführt haben freuen wir uns gemeinsam über die gewonnene Ruhe und die Tatsache, dass sie es aus eigener Kraft und ohne die Nebenwirkung von Medikamenten geschafft haben. Dies wirkt sehr motivierend und hilft, eine gefühlte Hilflosigkeit wieder abzulegen.

3.1.1   Bei fehlender Wirkung klären Sie mit Ihren Klienten folgende Störfaktoren ab

- *Hebt sich beim Einatmen nur der Bauch (Oberkörper und Schultern bleiben ruhig)?*
- *Atmen Sie nach dem Einatmen durch die Nase SOFORT LANGSAM wieder durch den Mund aus?*
- *Atmen Sie wesentlich länger aus als ein?*
- *Warten Sie nach dem Ausatmen, bevor Sie wieder einatmen?*
- *Haben Sie sich beim Ausatmen vorgestellt, wie Sie Ihre Wolke der Belastungen loslassen und haben Sie dabei innerlich „loslassen" gesagt?*

Diese Anti-Burnout-Atmung wirkt nicht nur der inneren Unruhe entgegen, welche Personen die an einem Burnout leiden plagt. Sie eignet sich darüber hinaus hervorragend bei Einschlafstörungen. Aus diesem Grund empfehle ich Betroffenen, wenn sie in der Nacht aufwachen und durch ihre Gedanken wach gehalten werden, ihr Gedankenkreisen mit der Stopp-Schild Technik (kommt auf den folgenden Seiten) zu stoppen und mit der Anti-Burnout-Atmung zu beginnen.

Stellen Sie sich bei jedem Ausatmen vor, wie Sie den Druck, einschlafen zu müssen, um am nächsten Tag fit zu sein, loslassen. Ich weiß nicht was für eine Farbe der Druck hat, den Sie da ausatmen. Aber vielleicht ist es wie eine Wolke, die aus Ihren Mund strömt. Und jedem Ausatmen wird es leichter und Sie fühlen sich müder. Ihr Körper reagiert auf das veränderte Sauerstoff-CO_2 Gemisch im Blut und auf einmal ist es morgen.

In diesem Sinne wünsche ich Ihnen eine Gute Nacht! Schlafen Sie gut.

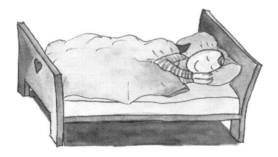

3.2 Nichts ist besser als das Ziel

Es sind die Fleißigen und Hilfsbereiten unter uns, die besonders gefährdet sind, auszubrennen. Leistungsorientiert sind sie damit beschäftigt, für andere da zu sein und ihren Arbeitsalltag mit Bravour zu meistern.

Da die Fähigkeit, sich auszuruhen und Kraft zu tanken, für die Genesung äußerst wichtig sind, unterstütze ich meine Klienten mit möglichst vielen stabilisierenden körperorientierten Methoden, mithilfe derer sie wieder zur Ruhe zu kommen.

Folgende Methode hilft neue Kraft zu tanken:

1. *Suchen Sie sich eine angenehme Sitzmöglichkeit. Am besten ein Sessel mit Armlehnen.*
2. *Lenken Sie nun all Ihre Aufmerksamkeit auf Ihren RECHTEN Zeigefinger. Sie nehmen jetzt nur Ihren rechten Zeigefinger wahr. Sollten Ihre Gedanken kurz abweichen, können Sie diese ganz leicht wieder zu Ihrem rechten Zeigefinger zurückholen. All Ihre Aufmerksamkeit gilt Ihrem rechten Zeigefinger (Durch die Wortwiederholung fördern Sie eine Trance beim Klienten).*
   - *Wo fängt er an?*
   - *Wo hört er auf?*
   - *Fühlt er sich eher schwer oder leicht an?*
   - *Fühlt er sich eher warm oder kalt an?*
   - *Spüren Sie vielleicht ein leichtes Kribbeln?*
   - *Fühlen Sie womöglich den Puls in der Fingerspitze?*
3. *Bleiben Sie mit all Ihren Gedanken beim rechten Finger. Wenn die Gedanken abschweifen, kommen Sie einfach wieder zum Finger zurück*

Ich lasse meine Klienten diese einfache Achtsamkeitsübung über ein paar Tage mit unterschiedlichen Fingern trainieren. Dann wiederholen wir in der Stunde die einzelnen Schritte und ergänzen die Übung mit folgender Herausforderung:

4. *Denken Sie nun an NICHTS. Vielleicht schaffen Sie es ein paar Sekunden*

Nachdem wir uns darüber unterhalten haben, ob es dem Klienten gelungen ist, für kurze Zeit an nichts zu denken, wiederholen wir die Übung mit ihrem linken Zeigefinger:

5. *Nun nehmen Sie Ihren linken Zeigefinger wahr. Sie nehmen jetzt nur Ihren linken Zeigefinger wahr. Sollten Ihre Gedanken kurz abweichen, können Sie*

diese ganz leicht wieder zu Ihrem linken Zeigefinger zurückholen. All Ihre Aufmerksamkeit gilt Ihrem linken Zeigefinger.

6. *Lenken Sie all Ihre Aufmerksamkeit auf Ihren LINKEN Zeigefinger:*
    - *Wo fängt er an?*
    - *Wo hört er auf?*
    - *Fühlt er sich eher schwer oder leicht an?*
    - *Fühlt er sich eher warm oder kalt an?*
    - *Spüren Sie vielleicht ein leichtes Kribbeln?*
    - *Fühlen Sie womöglich den Puls in der Fingerspitze?*
7. *Denken Sie wieder an Nichts. Wenn Sie es eine Sekunde schaffen, ist dies schon ein gutes Ergebnis.*

Und schließlich:

8. *Nun nehmen Sie beide Zeigefinger gleichzeitig wahr.*
9. *Lenken Sie all Ihre Aufmerksamkeit auf BEIDE Zeigefinger: Sie nehmen jetzt nur Ihre beiden Zeigefinger wahr. Sollten Ihre Gedanken kurz abweichen, können Sie diese ganz leicht wieder zu Ihren beiden Zeigefingern zurückholen. All Ihre Aufmerksamkeit gilt Ihren beiden Zeigefingern.*
    - *Wo fangen sie an?*
    - *Wo hören sie auf?*
    - *Sind sie eher schwer oder leicht?*
    - *Fühlt sie sich eher warm, oder kalt an?*
    - *Spüren Sie vielleicht ein leichtes Kribbeln?*
    - *Fühlen Sie womöglich den Puls in den Fingerspitzen?*
10. *Behalten Sie nun beide Zeigefinger in Ihrer Aufmerksamkeit.*
11. *Denken Sie wieder an NICHTS.*

Sie werden überrascht sein, dass je länger es Ihnen gelingt, an NICHTS zu denken, desto besser fühlen Sie sich.

Meine Klienten üben diese Achtsamkeit mehrmals am Tag. Sie fühlen sich dadurch ruhiger und aufgrund der gewonnnen inneren Ruhe ändern sich auch ihre Gedanken. Positive Gedanken entstehen. Ihre Gereiztheit verschwindet und ihre Stimmung hebt sich ins Positive.

Gewinnen Sie Kraft im Hier und Jetzt

Alle meine Klienten mit Erschöpfungssyndromen sind die meiste Zeit mit ihren Gedanken bei Problemlösungsversuchen in der Zukunft oder sie hadern mit Fehlentscheidungen in der Vergangenheit. Da die meisten von ihnen einen ausgeprägten Perfektionismus leben, verlieren sie durch ihre zahlreichen destruktiven Gedanken viel Kraft und Lebensfreude. Diesen Sachverhalt mache ich meinen Klienten zum Beispiel folgendermaßen bewusst:

Achten Sie mal darauf, wie Sie sich fühlen, nachdem Sie längere Zeit über ein Problem nachgedacht haben, ohne wirklich eine Lösung dafür gefunden zu haben. Denken Sie jetzt mal an ein vielleicht aktuell ungelöstes Problem. Sobald der Klient sich für ein ungelöstes Problem entschieden hat:

Denken Sie über das Problem nach.

Nachdem ich ihm ein wenig Zeit zum Grübeln gegeben habe frage ich ihn: *Wie fühlen Sie sich?*

So erfahren die Klienten, dass Grübeln in ihnen eine schlechte Stimmung auslöst. *Je häufiger Sie grübeln, desto gereizter, frustrierter und ausgebrannter werden Sie sich fühlen.*

Es ist wichtig, dass es gelingt, dieses Gedankenkreisen zu durchbrechen und loslassen zu können. Genau hier setzen die folgenden Anti-Burnout-Tools an.

Viele meiner Klienten grübeln, weil sie in der Vergangenheit etwas Belastendes erlebt haben, oder weil sie sich um etwas in ihrer Zukunft sorgen. Machen Sie Ihren Klienten bewusst, dass sie die unerwünschten Situationen in der Vergangenheit erlebten, aber dass diese im Augenblick nicht existieren. Oder über etwas nachdenken, dasin der Zukunft passieren könnte, aber im Hier und Jetzt nicht ist.

Sie grübeln über Situationen, die im Hier und Jetzt nicht existieren. Im Hier und Jetzt unterhalten wir uns. JETZT existiert keine belastende Situation für Sie. Diese entsteht nur, wenn Sie über die Vergangenheit, oder über die Zukunft nachdenken. Die Vergangenheit ist jedoch nicht mehr und die Zukunft existiert im Hier und Jetzt genauso wenig.

4.1 VAGOK

Holen Sie Ihre Klienten oder sich selbst ins Hier und Jetzt mit dem Einsatz aller Sinne. VAGOK setzt sich zusammen aus: V = Visuell (sehen), A = Auditiv (hören), K = Kinästhetisch, (fühlen/spüren), O = Olfaktorisch (riechen), G = Gustatorisch (schmecken).

Bewerten Sie Ihre innere Ruhe/Unruhe auf einer Skala von 0 bis 10. Wie ruhig oder unruhig fühlen Sie sich?

Ruhig	0	1	2	3	4	5	6	7	8	9	10	Sehr unruhig

1. *Schauen Sie sich um. Nennen Sie* **5 Dinge, die Sie sehen.**
2. *Sehr gut. Jetzt sagen Sie mir* **3 Dinge, die Sie hören** *(und sei es nur die Stille).*
3. *Nennen Sie 3 Dinge, die Sie* **spüren** *(Kleidung, Boden unter den Füßen, usw.).*
4. *Beschreiben Sie, was Sie gerade* **riechen.**
5. *Erkunden Sie Ihren momentanen Geschmack im Mund.*

Sehr gut. Nun wiederholen Sie diesen Vorgang ein paar Mal. Am besten, Sie beginnen wieder mit den Augen und arbeiten sich bei Ihren Sinnesorganen von oben nach unten durch. Sie können die Anzahl der Wahrnehmungen bei jedem Durchgang etwas reduzieren. Wiederholungen sind erlaubt:

6. *Schauen Sie sich um. Nennen Sie* **4 Dinge, die Sie sehen.**
7. *Sehr gut. Jetzt sagen Sie mir* **3 Dinge, die Sie hören** *(und sei es nur die Stille).*
8. *Nennen Sie 3 Dinge, die Sie* **spüren** *(Kleidung, Boden unter den Füßen, usw.).*
9. *Beschreiben Sie, was Sie gerade* **riechen.**
10. *Erkunden Sie Ihren momentanen Geschmack im Mund.*

Fein. Nun wiederholen Sie diesen Vorgang noch ein paar Mal.

11. *Bewerten Sie wieder Ihre innere Ruhe/Unruhe auf einer Skala von 0 bis 10. Wie ruhig oder unruhig fühlen Sie sich?*

Ruhig	0	1	2	3	4	5	6	7	8	9	10	Sehr unruhig

Da Sie Ihre Aufmerksamkeit mit dieser Übung mehr ins Hier und Jetzt und weg von Ihren (unbewussten) Problemen geholt haben, sollten Sie sich nun besser fühlen.

4.2 Zählen Sie sich gesund

Wenn Ihr Klient aufgrund zu vielen Grübelns bereits zu Angstzuständen neigt, ist folgende Methode einfach anzuwenden und höchst effizient:

1. *Erkunden Sie, wie oft bestimmte Objekte in Ihrer unmittelbaren Umgebung vorkommen. Wenn Sie öffentlich unterwegs sind, können Sie zum Beispiel zählen, wie viele Haltegriffe es in der U-Bahn gibt. Oder wieviel Frauen und wieviel Männer sie wahrnehmen können. Sollten Sie mit dem Auto unterwegs sein, eignen sich zum Beispiel die Verkehrszeichen. Wieviel Verkehrszeichen zählen Sie?*
2. *Intensivieren Sie die Wirkung, indem Sie alle Objekte mit einem bestimmten Anfangsbuchstaben zählen. Zum Beispiel alles, was Sie sehen und mit den Anfangsbuchstaben E, F oder G beginnt.*
3. *Sie können auch alle Objekte in einer bestimmten Farbe zählen, z. B. alles, was Sie um sich wahrnehmen und die Farbe Rot hat.*

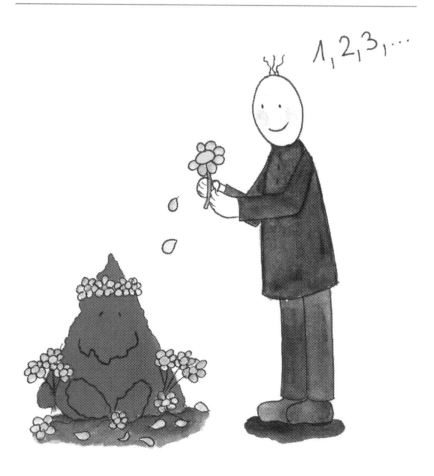

Gönnen Sie sich ein Gehirn-Update 5

5.1 Vernetzen Sie Ihre Neuronen neu

Wäre es nicht wunderbar, wenn wir unser Gehirn updaten könnten, um uns besser zu fühlen und wieder leistungsfähiger zu werden?

Hier kommt die gute Nachricht an Ihre Klienten: Anfang dieses Jahrtausends wurde eine fantastische Fähigkeit unseres Denkorganes entdeckt: die Plastizität. Die Möglichkeit, Einfluss auf das Gehirn und damit die Gefühle und die Leistungsfähigkeit zu nehmen, wirkt besonders auf jene Menschen motivierend, die aufgrund ihrer Burnout-Symptome begonnen haben, sich hilflos zu fühlen.

Unsere Gehirne sind keine über die Zeit hinweg konstanten Denkorgane. Wir sind unserem Gehirn mit seinen aktuellen Emotionen und Gedanken nicht ausgeliefert. Mit bestimmten Übungen kann fast jeder auf die Vernetzung seiner Neuronen Einfluss nehmen.

Unser Gehirn ist so genial, dass es jene neuronalen Verbindungen verstärkt, die wir am häufigsten benötigen. Zum besseren Verständnis für Ihre Klienten können Sie auch einen Vergleich zum öffentlichen Straßennetz herstellen: Häufig befahrenen Straßen werden viel Aufmerksamkeit geschenkt. Sie werden breiter und zu Autobahnen ausgebaut. Nicht befahrene Straßen hingegen werden nicht renoviert und mit der Zeit verfallen sie.

Je öfter wir negativ denken, desto leichter werden wir auch in Zukunft negativ denken, da die entsprechenden neuronalen Verbindungen im Gehirn ausgebaut werden. Je häufiger wir positiv denken, desto leichter werden wir auch in Zukunft positiv denken. Positives Denken wiederum führt zu positiven Gefühlen, mehr Lebensfreude und Kraft.

Wir haben Einfluss auf unser Gehirn und können seine neuronalen Vernetzungen bewusst verändern.

© Der/die Herausgeber bzw. der/die Autor(en), exklusiv lizenziert durch
Springer Fachmedien Wiesbaden GmbH, ein Teil von Springer Nature 2020
R. König, *Schnelle Hilfe bei Burnout*, essentials,
https://doi.org/10.1007/978-3-658-30301-3_5

5.2   Die schweren Gedanken stoppen

Wenn wir uns in Zukunft besser fühlen wollen, macht es Sinn, jene Verbindungen im Gehirn zu stärken, die positive Wahrnehmungen und Gefühle fördern.

1. *Wenn Sie sich beim Grübeln ertappen, denken Sie an ein STOP-Schild.*
2. *Fokussieren Sie dieses Verkehrszeichen. Was hat es für eine Hintergrundfarbe? Wie sieht der Schriftzug aus? Was hat der Schriftzug für eine Farbe? Was lesen Sie?*
3. *Stoppen Sie nun Ihr Grübeln.*
4. *Biegen Sie in Richtung 3 positiver Gedanken ab. Denken, oder noch besser sagen Sie laut drei Dinge oder Sachverhalte, die sich im Moment gut anfühlen.*

Klienten, die schon längere Zeit auf ein Burnout zusteuern, sind natürlich sehr geübt im negativen Denken. Die positiven Dinge um sie herum können sie dagegen oft nur schwer wahrnehmen. Oft halten sie diese für unrealistisch und als zeitvergeudende Träumerei. Folglich ist es wichtig, am Beginn des Gehirntrainings den Betroffenen zu unterstützen, positive Dinge in seinem Umfeld bewusst wahrzunehmen durch Fragen wie:

- *Sind Sie froh, dass Sie gehen können?*
- *Freuen Sie sich, eine gesunde Lunge zu haben und atmen zu können?*
- *Wie fühlt es sich für Sie an, jeden Tag etwas zum Essen zu haben?*
- *Sind Sie froh, eine Familie haben?*
- *Kennen Sie jemanden, der die Welt eher optimistisch wahrnimmt? Wenn ja, was würde dieser Bekannte in Ihrer Situation denken?*

Mit jedem positiven Gedanken werden stimmungsaufhellende neuronale Verbindungen in unserem Gehirn gestärkt. Ich gebe meinen Klienten das Bild eines Fitnessstudios in dem sie ihren Gehirnmuskel trainieren. Je öfter sie ihren „positiven Gehirnmuskel" trainieren, desto stärker wird er. Auch wenn sie sich anfangs vielleicht über den Sinn, eine Hantel zu heben, noch wundern. Scheinbar tut sich da nicht viel, es ist anstrengend und fühlt sich nach Zeitvergeudung an. Doch mit der Übung kommt die geistige Fitness und der „positive Gehirnmuskel" wächst.

Unterstützende Fragen für positive Gedanken: Wenn Sie in Ihre Zukunft blicken,

- *was würde Sie positiv überraschen?*
- *was würde Ihnen Freude bereiten?*
- *wo in Ihrem Körper, würden Sie diese Freude fühlen?*

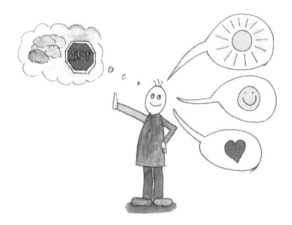

5.3   Gedanken Transformation

Negative Gedanken erzeugen negative Gefühle und häufiges Grübeln erschöpft uns und fördert depressive Verstimmungen. Folglich ermuntern wir unsere Klienten mit dem Grübeln aufzuhören. Doch manchmal ist das leichter gesagt als getan, weil viele sich ihrer negativen Gedanken gar nicht bewusst sind. Manche meiner Klienten meinen sogar, dass sie überhaupt keine negativen Gedanken haben. Liegen depressive Verstimmungen vor, können wir jedoch davon ausgehen, dass es zahlreiche unbewusst belastende Gedanken gibt. Und wir müssen einen Weg finden, diese erst einmal bewusst zu machen. Hierfür gebe ich technisch affinen Klienten gerne folgendes Bild: *Negative Gedanken sind wie Bugs in einem Computerprogramm. Sie verbrauchen unnötig Prozessorleistung, kosten Zeit und führen zu fehlerhaftem Verhalten. Folglich ist es wichtig, diese Bugs ausfindig zu machen und in gewünschter Weise umzuprogrammieren.* Und Frauen, die gerne Krimis schauen, erzähle ich: *Negative Gedanken sind die Mörder Ihres Glücks. Es braucht eine raffinierte Kriminologin, diese aufzuspüren und ihnen ihr Handwerk zu legen.*

Ist der Betroffene ausreichend motiviert, seine negativen Gedanken aufzuspüren, dann ist folgende Übung sehr effektiv: *Finden Sie Ihre negativen Gedanken, achten Sie auf die Gefühle, die diese in Ihnen erzeugen und wandeln Sie diese in eine gewünschte Art um.* Um es Ihnen leichter zu machen, habe ich für Sie die folgende Tabellen angefertigt:

Gedankenumwandlungstabelle

Negativer Gedanke	Gefühl	Positiver Gedanke	Gefühl

Beispiele für Gedankenumwandlung

Negativer Gedanke	Gefühl	Positiver Gedanke	Gefühl
Ich schaffe das nicht	Unruhe, Frust, Traurigkeit	Ich schaffe das	Motiviert, lebenslustig
Mein Chef mag mich nicht	Wut, Frust	Meine Kollegin ist nett	Motiviert, Freude
Alle Ampeln sind auf rot	Frust, demotiviert	Ich mag mein Auto	Freude, motiviert
Ich bin unfähig	Traurig, depressiv	Ich kann das, ich bin gut so wie ich bin	Freude, Leichtigkeit
Ich hasse meine Arbeit	Frust, depressiv	Ich bin gesund	Freude
Ich habe Kopfschmerzen	Antriebslos	Ich mache Pause und genieße…	Entspannung, Antrieb
Die Welt ist so schlecht	Frust, antriebslos	Ich freue mich Gutes zu tun	Freude

- Spalte 1: *Halten Sie Ihren zuletzt gedachten negativen Gedanken fest, z. B.: „Ich schaffe das nicht"*
- Spalte 2: *Was löst dieser negative Gedanke für Gefühle bei Ihnen aus, z. B.: Unruhe, Frust, Traurigkeit, …?*
- Spalte 3: *Wandeln Sie nun den negativen Gedanken in einen positiven um, z. B. in: „Ich schaffe es", oder in „Ich erlaube es mir, es zu schaffen". Sie können anstatt des negativen Gedankens auch an etwas vollkommen anderes denken, wie zum Beispiel an: „Ich bin gesund". In diesem Fall wird aus „Ich schaffe es nicht" ein „Ich bin gesund".*
- Spalte 4: *Was löst dieser neue Gedanke für Gefühle bei Ihnen aus? z. B.: Freude, Leichtigkeit, …*

Am Beginn der Übung erscheint es Menschen, die gewohnt sind, negativ zu denken, oft sehr schwer, den negativen Gedanken durch einen realistischen positiven Gedanken zu ersetzen. Hier können Sie Ihre Klienten unterstützen, indem Sie diese bitten, an eine optimistisch eingestellte Person in ihrem Bekanntenkreis zu denken. Was würde diese Person in der speziellen Situation denken?

Damit Sie Ihr Update erfolgreich einspielen und die neuronale Vernetzung zügig vonstattengehen kann, falten Sie das Blatt längs in der Mitte, sodass Sie nur mehr die positiven Gedanken und Gefühle sehen. Trainieren Sie Ihre neue Art zu denken täglich, indem Sie sich vor dem Schlafengehen die positiven Gedanken und Gefühle noch einmal durchlesen. Am besten laut und stellen Sie sich die positiven Gedanken möglichst intensiv vor. Achten Sie hierbei auf:

- Was fühlen Sie z. B. beim Gedanken „Ich schaffe es"?
- Wo im Körper fühlen Sie dieses Gefühl?
- Was sehen Sie, wenn Sie sich diesen positiven Gedanken vorstellen?
- Was hören Sie?

Sollten Sie im Moment noch nichts Positives fühlen, können Sie sich vorstellen, wie es sich für Sie anfühlen würde, wenn Sie die positiven Gefühle spüren würden. Wenn ein negativer Gedanke wiederholt auftritt, führen Sie den Umdenk- prozess erneut durch. Es ist wieder wie beim Krafttraining: Einmal die Hantel zu bewegen erscheint ziemlich sinnlos. Doch mit der Zeit wächst Ihr „positiver Gehirnmuskel" und Ihr Gehirn beginnt, auf Ihr Update zu reagieren. Wenn Sie Ihre Umwelt anders wahrnehmen, wird auch Ihre Umwelt anders auf Sie reagieren.

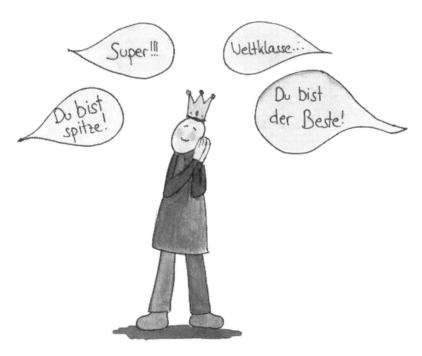

5.4   Mit Kaffeebohnen ins Glück

Eine zügige Befreiung von belastenden Symptomen gelingt nur, wenn die Betroffenen lernen, wie sie ihre Aufmerksamkeit von den negativen Ereignissen weg, hin zu den positiven lenken können. Da alles Erlebte gemeinsam mit den dabei erfahrenen Emotionen abgespeichert wird, ist es wichtig, dass Sie die Klienten animieren, positive Erlebnisse bewusst wahrzunehmen. Durch die veränderte Aufmerksamkeitsfokussierung werden die positiven Gefühle mit dem Erlebten verbunden und neuronal vernetzt abgespeichert. Hierfür eignet sich zum Beispiel folgende Vorgehensweise:

1. *Stecken Sie sich morgens eine Handvoll Kaffeebohnen in Ihre linke Hosentasche.*
2. *Für jeden schönen Moment geben Sie eine Kaffeebohne von Ihrer linken Hosentasche in Ihre rechte. Seien Sie aufmerksam und lassen Sie sich überraschen. Es gibt sie, die schönen Momente im Leben: ein Kompliment, etwas ist Ihnen gelungen, ein angenehmes Gespräch, ein guter Duft, ein erfrischendes Getränk, ein schöner Blick aus dem Fenster und vieles mehr.*
3. *Am Abend vor dem Schlafengehen werden Sie überrascht sein, dass es doch ein paar Kaffeebohnen in Ihre rechte Tasche geschafft haben. Lassen Sie die schönen Erlebnisse nochmal Revue passieren. Was hatten Sie zu diesem Zeitpunkt Schönes erlebt? Welche Gefühle hatten Sie? Lassen Sie diese schönen Momente nochmal Revue passieren. Mit all Ihren Sinnesorganen: Was haben Sie dabei gesehen? Was haben Sie gehört? Konnten Sie etwas riechen, schmecken?*
4. *Sie können diese positiven Erinnerungen mit in Ihren Schlaf nehmen, wo diese von Ihrem Unterbewusstsein gespeichert und Ihre Träume verschönern werden.*

Natürlich können Sie zum bewussten Festhalten schöner Momente statt Kaffeebohnen auch andere Dinge, wie zum Beispiel Glasperlen verwenden. Und anstatt der Hosentaschen können Sie zum Beispiel 2 kleine hübsche Dosen in Ihre Handtasche legen. Für jeden schönen Moment geben Sie etwas (Schönes) von der einen Dose in die andere.

Durch diese simple Übung wird das Gehirn auf die Wahrnehmung positiver Ereignisse in der Umwelt trainiert und sensibilisiert. Da die entsprechenden neuronalen Verbindungen gestärkt werden, wird es den Betroffenen schon bald viel leichter fallen, positiv zu denken. Und positive Gedanken führen zu positiven Gefühlen.

Genial einfach, einfach genial! 6

6.1   Die Macht der Farben

Folgende Anleitung wird Ihre Klienten zum Staunen bringen. Ihre positive Wirkung ist für die Allermeisten sofort deutlich spürbar. Sinngemäß können Sie Ihre Klienten folgendermaßen instruieren:

Angenommen, ein konkreter Sachverhalt belastet Sie. Nicht selten ist es ein Kollege oder der Chef, welcher Ihnen die Freude an der Arbeit verdirbt. Vielleicht gibt es etwas, was Sie stark beunruhigt oder Ihnen sogar Angst macht.

1. *Denken Sie nun an eine Person, die Sie belastet, oder einen Sachverhalt, der bei Ihnen starke negative Gefühle erzeugt, z. B.: Wut auf eine Kollegin.*
2. *Stellen Sie sich diese belastende Situation möglichst genau vor. Betrachten Sie das Geschehen wie ein Bild vor Ihnen. Lassen Sie das Belastende nun auf sich wirken.*
3. *Was sehen Sie alles auf diesem Bild?*
4. *Wo befinden Sie sich auf dem Bild, links, in der Mitte, eher rechts?*
5. *Welche Farbe dominiert auf dem Bild?*

Sobald Sie sich den negativen Sachverhalt gut vorstellen können, gehen Sie zum nächsten Schritt über:

6. *Wie fühlen Sie sich?*

Wahrscheinlich geht es Ihnen jetzt gar nicht gut. Nun kommen die entscheidenden letzten Schritte:

© Der/die Herausgeber bzw. der/die Autor(en), exklusiv lizenziert durch Springer Fachmedien Wiesbaden GmbH, ein Teil von Springer Nature 2020
R. König, *Schnelle Hilfe bei Burnout*, essentials,
https://doi.org/10.1007/978-3-658-30301-3_6

7. *Legen Sie einen Farbfilter über das Bild, z. B. blau. Ihr vorgestelltes Bild
    sehen Sie nun in einer bläulichen Farbe.*
8. *Betrachten Sie das Bild in diesem Blau. Lassen Sie das bläuliche Bild auf
    sich wirken.*
9. *Wie fühlen Sie sich?*
10. *Probieren Sie einen Farbfilter nach dem anderen aus: rot, grün, rosa...
    Achten Sie bei jeder neuen Farbe auf Ihre Gefühle.*

*Sie werden überrascht sein. Bei bestimmten Farben belastet Sie das Vorgestellte
wesentlich geringer oder überhaupt nicht mehr. Bestimmte Farben helfen Ihnen,
mehr Abstand zum belastenden Geschehen zu bekommen und sich in Folge besser
abzugrenzen.*

6.2   Probleme schrumpfen lassen

Eine weitere geniale Möglichkeit den Klienten zu helfen, sich von ihren belastenden
Gedanken und dem damit empfundenen Leidensdruck zu befreien, bietet Ihnen
folgende therapeutische Intervention: Denken Sie an eine Situation oder eine
zwischenmenschliche Unstimmigkeit, welche in Ihnen negative Gefühle erzeugt.

1. *Beobachten Sie die belastende Situation. Was oder wen sehen Sie vor sich?
    Wo befinden Sie sich, eher rechts, in der Mitte, oder eher links?*
2. *Was für Gefühle löst diese Beobachtung in Ihnen aus?*
3. *Wo in Ihrem Körper spüren Sie diese Gefühle?*
4. *Stellen Sie sich nun vor, neben Ihnen, unten auf dem Boden, stehe ein
    kleiner Schwarzweiß-Fernseher. Ein alter Fernseher mit einem schlechten
    grießelnden Bild. Schauen Sie sich die Situation nun in diesem alten kleinen
    Schwarzweiß-Fernseher an.*
5. *Wie fühlen Sie sich?*

Die meisten meiner Klienten spüren zu diesem Zeitpunkt unmittelbar eine erste
Erleichterung. Meist sind die negativen Empfindungen aber noch nicht ganz weg.
Um restliche negative Gefühle aufzulösen, setzen Sie wie folgt fort:

6. *Stellen Sie sich die Situation nun wieder in realer Größe vor und achten Sie
    erneut auf Ihre Gefühle. Höchstwahrscheinlich fühlen Sie sich wieder etwas
    schlechter, aber das Geschehen ist nicht mehr ganz so belastend wie zu
    Beginn der Übung.*

7. *Stellen Sie sich die Situation erneut im kleinen Schwarzweiß-Fernseher vor. Sehr gut.*
8. *Und nun wieder in realistischer Größe. Lassen Sie sich für jede Vorstellung mindestens eine halbe Minute Zeit.*
9. *Wiederholen Sie diesen Vorgang so lange, bis die negativen Gefühle so weit verschwinden, dass Sie diese nicht mehr belasten.*

Die Macht der Suggestion

7.1 Glaubenssätze

Als erfahrener Hypnosepsychotherapeut habe ich gelernt, die Macht der Suggestion zur Aktivierung von Selbstheilungskräften zu nutzen. Ich bin immer wieder aufs Neue fasziniert, zu welchen Leistungen unsere Psyche fähig ist. Unterschätzen Sie nie die Kraft von Glaubenssätzen. Diese können nicht nur das Immunsystem stärken oder schwächen, manchmal entscheiden sie sogar über Leben oder Tod. Denken Sie zum Beispiel nur einmal daran, wie häufig beim Tod des geliebten Ehepartners der allein Zurückgelassene ernsthaft erkrankt oder dem Verstorbenen innerhalb kürzester Zeit in den Tod folgt. Er oder sie glaubt, ohne den Anderen keinen Sinn mehr im Leben zu haben und stirbt. Ein gutes Beispiel für die Macht von Glaubenssätzen. So destruktiv Glaubenssätze sein können, so positiv können sie sich aber auch auf unser Leben auswirken.

Vielleicht klingt es im ersten Moment absurd, aber Glaubenssätze können trainiert werden. Ganz besonders, wenn es darum geht, wieder durch mehr positiven Gedanken eine bessere Stimmung zu erzeugen. Hier ein Beispiel, um einer negativen morgendlichen Stimmung entgegenzuwirken:

1. *Stellen Sie sich vor, Sie wollen eine Gruppe von Kindern oder Mitarbeitern für etwas begeistern, zum Beispiel für eine bevorstehende Feier.*
2. *Sie stehen auf der Bühne und sagen laut: „Wir freuen uns auf diese großartige Feier!".*
3. *Um möglichst viele mit Ihrer Freude anzustecken, unterstreichen Sie mit vollem Körpereinsatz Ihre Ansage. Kneifen Sie hier nicht. Emotionen sind im Körper gespeichert. Wenn Sie wieder mehr Kraft im Leben haben möchten, ist es wichtig, dass Sie Ihren Körper positiv aktivieren und zwar durch*

Bewegung in Form einer positiven Körpersprache, z. B.: durch weit aus-gebreitete Arme.

4. *Stehen Sie jetzt auf, wiederholen Sie dreimal laut Ihren Motivationsspruch und setzen Sie dabei Ihren ganzen Körper ein.*

5. *Sehr gut. Wie fühlen Sie sich jetzt? Da nicht nur die Psyche auf den Körper wirkt, sondern auch der Körper auf die Psyche, fühlen Sie sich wahrscheinlich deutlich besser. Und dies, obwohl es gar keine Feier gibt.*

6. *Sagen Sie nun laut mit der gleicher Körpergestik: „Ich freue mich auf den Tag!"*

7. *Jeden Morgen nach dem Aufstehen wiederholen Sie diesen Glaubenssatz.*

Vielleicht werden Sie einwenden, dass dies nicht wirklich der Fall ist und dass Sie sich in der Früh nicht wirklich auf den Tag freuen. Für den Erfolg dieser Übung ist es jedoch nicht notwendig, dass Sie sich sofort tatsächlich freuen. Ich weiß, ich wiederhole mich: Betrachten Sie Ihr Gehirn als ein Fitnessgerät: Je öfter Sie morgens laut sagen „Ich freue mich auf den Tag!", desto leichter werden Sie in der Zukunft genauso denken und sich gut fühlen. Sie werden nach und nach beginnen, sich tatsächlich wieder auf Ihr Leben zu freuen.

7.2   Sie müssen nicht

Der Glaube etwas tun zu müssen erzeugt Druck und kostet Kraft. Vielen meiner Klienten ist gar nicht bewusst, wie häufig sie denken etwas tun zu müssen. Mit jedem „Muss" Gedanken fördern sie ihre negative Emotionen. Im Sinne einer erfolgreichen Burnout-Therapie macht es folglich Sinn mit dem Klienten gemeinsam diese negativen Gedanken aufzuspüren und deren Realitätsbezug in Frage zu stellen. Erarbeiten Sie mit Ihren Klienten die Frage, ob sie tatsächlich ihrem Schicksal willenlos ausgeliefert sind. Machen Sie ihnen bewusst, dass es sich hierbeium einen falschen kraftraubenden Glaubenssatz handelt, welcher meist nicht der Realität entspricht:

Irgendwann müssen wir alle sterben. Ansonsten müssen wir gar nichts. Sie GLAUBEN wahrscheinlich, dass Sie müssen, in Wahrheit gibt es hier bei uns keine Sklavenarbeit mehr und niemand kann Sie zwingen, dass Sie zur Arbeit gehen. Niemand kann Sie zwingen, zu essen oder für Ihre Familie zu sorgen.

Sie MÖCHTEN aus irgendeinem Grund arbeiten, vielleicht, weil Sie für sich und ihre Familie sorgen WOLLEN. Aber Sie müssen nicht. Wenn Sie wollen, können Sie sofort Ihre Familie verlassen und sogar als Bettler ein neues Leben beginnen. Aber wahrscheinlich WOLLEN Sie das nicht. Lassen Sie folgende Aus-sagen auf sich wirken:

„Morgen MUSS ich wieder arbeiten gehen."
„Morgen MUSS ich wieder Geld verdienen."

Fühlen Sie in sich hinein. Was bewirken Aussagen wie diese in Ihnen? Das kleine Wörtchen „muss" erzeugt unbewusst einen großen Druck oder zumindest eine gewisse Enge oder Demotivation. Ganz besonders, wenn Sie wiederholt glauben, etwas tun zu müssen. Sie möchten aus dem Burnout zurück in Ihre Kraft kommen (Dieses Statement fördert eine „Ja Haltung" beim Betroffenen und damit seine Bereitschaft sich auf das Experiment einzulassen). Freuen Sie sich auf Neues und arbeiten Sie an Ihren Glaubenssätzen. Es ist ganz leicht. Ab sofort dürfen Sie das Wörtchen muss mit „kann", „darf", oder „will" ersetzen:

„Morgen DARF ich wieder arbeiten gehen…"
„Morgen WILL ich wieder Geld verdienen…"

Halten Sie nun abermals kurz inne und achten Sie auf Ihre Gefühle. Was bewirken diese Glaubenssätze in Ihnen? Wie fühlt es sich an, etwas tun zu dürfen, anstatt es tun zu müssen? Die meisten meiner Klienten, fühlen wie Druck von ihnen abfällt und sie sich leichter fühlen. Die Tatsache jedoch, dass sie NICHT müssen ist für viele im ersten Moment nur schwer anzunehmen. Es braucht schon eine ausführliche Exploration dieses Themas mit zahlreichen Beispielen, bis sie tatsächlich ihre Handlungsfreiheit verinnerlichen. Anfangs halten fast alle meiner Klienten daran fest, dass sie in Wahrheit ja doch arbeiten gehen müssen. Der Gedanke, nicht gezwungen worden zu sein, kann einen inneren Widerstand erzeugen. Denn das könnte für den Betroffenen bedeuten, dass er sich selbst die Schuld für sein Burnout geben müsste und nicht Andere dafür verantwortlich machen kann. Umso wichtiger ist es, dass Sie Ihren Klienten bewusst machen, dass die Möglichkeit, dass sie selbst einiges zu ihrer belastenden Situation beigetragen haben, für sie sehr wertvoll ist. Denn wenn ihre eigenen Entscheidungen und Prioritätensetzungen sie in eine Erschöpfung geführt haben, können sie diese in Zukunft ändern. Sie sind handlungsfähig und damit ihrem Burnout nicht hilflos ausgeliefert. Folgende Formulierungen erwiesen sich hierbei als therapeutisch wertvoll:

Ich habe eine gute Nachricht an Sie: Sie sitzen am Steuer Ihres Lebens! Sie sind frei! Sie müssen nicht. Niemand zwingt Sie. Aufgrund Ihrer Überlegungen und Entscheidungen wollen Sie arbeiten gehen. Vielleicht auch aufgrund mangelnder, besserer Alternativen. Aber eines ist sicher: Sie müssen nicht. Und weil Sie am Steuer Ihres Lebens sitzen können Sie auch Ihre Glaubenssätze ändern. Ein weiterer Schritt aus dem Burnout!

Erlauben Sie sich, sich vom Wörtchen „muss" zu lösen. Schenken Sie sich statt dessen ein „ich darf", „ich will", oder ein „ich kann". Sie werden sich mit jedem Tag leichter fühlen.

Anschließend instruiere ich meine Klienten wachsam zu sein:

Achten Sie in den nächsten Tagen auf Ihre Gedanken. Jedes Mal, wenn Sie sich dabei ertappen, dass Sie ein „ich muss" gedacht haben, schenken Sie sich ein wenig Aufmerksamkeit. Wiederholen Sie den Gedanken und ersetzen dabei das muss mit kann, will oder darf. Mit der Zeit lernt Ihr Gehirn, sich vom muss zu befreien und Sie werden sich mit jedem Tag freier und leichter fühlen.

7.3   Erlauben Sie sich ein Happy End

Erforschen Sie seine die Erwartungshaltungen Ihrer Klienten durch Fragen wie: *Glauben sie an eine positive Zukunft?*, oder: *Vermeiden sie es optimistisch, in ihre Zukunft zu blicken, aufgrund Ihrer Angst, enttäuscht zu werden?*. Explorieren Sie mit Ihren Klienten ihre Art und Weise wie sie über ihre Zukunft denken:

- *Wenn Sie eine neue Unternehmung oder ein neues Projekt starten, gehen Sie davon aus, dass es bestmöglich klappen wird?*
- *Wenn Sie krank sind, glauben Sie daran, dass Sie schon bald wieder gesund sind?*
- *Wenn Sie sich im Streit mit Ihrem Ehepartner, Freunden oder Kollegen befinden, gehen Sie davon aus, dass Sie diese Unstimmigkeiten schon bald beseitigen können?*

Machen Sie Ihren Klienten die Tatsache bewusst, dass Burnout die Folge von verdrängten Konflikten und innerem Stress ist. Der damit einhergehende Kraftverlust fördert negative Gedanken und diese führen zu negativen Glaubenssätzen wie:

- *„Ich gehe lieber erstmal vom Schlechten aus. Dann bin ich nicht enttäuscht, wenn es eintritt"*
- *„Mein Chef hasst mich"*
- *„Ich werde das nie schaffen!"*

Sicher haben Sie schon von der Macht der selbsterfüllenden Prophezeiungen gehört. Wenn Sie zum Beispiel überzeugt sind, dass Sie sich beim Essen Ihre Kleidung ruinieren, wird dies wahrscheinlich auch passieren. Wenn Sie davon ausgehen, nicht gemocht zu werden, werden Sie anders auftreten, als wenn

Sie sich sicher und sympathisch fühlen. Ihr unsicheres oder aggressives Auftreten beeinflusst das Verhalten der Anderen und Ihre Erwartungshaltung geht in Erfüllung. *Trainieren Sie ihr Gehirn darauf, positiv in Ihre Zukunft zu blicken. Sie werden sich dann in der Gegenwart wesentlich besser und vor allem leichter fühlen.*

1. *Achten Sie täglich auf Ihre Gedanken. Denken Sie eher positiv oder negativ?*
2. *Wenn Sie sich dabei ertappen, sich die Zukunft pessimistisch vorzustellen, machen Sie eine kurze Pause und überlegen sich, wie ein Happy End aussehen könnte.*
3. *Was wird für Sie der schönste Moment sein, wenn es genauso läuft, wie Sie es sich gewünscht haben?*
4. *Was sehen Sie in dieser angenehmen Zukunft vor sich? Wer oder was befindet sich in diesem schönen Moment neben Ihnen?*
5. *Was hören Sie da? Erzählt Ihnen jemand etwas oder genießen Sie einfach nur die Stille?*
6. *Wie fühlen sie sich, wenn alles so läuft, wie Sie das gerne hätten?*
7. *Wo in ihrem Körper haben Sie dieses positive Gefühl bzw. wo in ihrem Körper glauben Sie, dass Sie das positive Gefühl haben würden, wenn alles so läuft wie Sie das möchten: eher im Kopf, im Oberkörper, im Bauch oder vielleicht im ganzen Körper?*
8. *Was macht Ihr Körper in diesem schönsten Moment? Wie sieht Ihre Körperhaltung aus? Wo sind Ihre Schultern? Nehmen Sie diese positive Haltung ein und lassen Sie das schöne Gefühl durch ihren ganzen Körper fließen.*

Jedes Mal, wenn Sie sich erlauben, positiv in Ihre Zukunft zu blicken, vernetzen sich Ihre Neuronen entsprechend. Jene neuronalen Verbindungen werden verstärkt, die glückliche Gefühle mit der jeweiligen Situation verbinden. Aufgrund der verstärkten Verbindungen werden diese Situationen in Zukunft positive Gefühle in Ihnen hervorrufen. Es ist nicht notwendig, dass Sie bereits am Beginn des Happy-End-Trainigs positive Gefühle empfinden. Stellen Sie sich einfach vor, wie es sich anfühlen würde, wenn Ihre Erwartungen an die Zukunft bestmöglich eintreffen. Lassen Sie sich überraschen! Wenn Sie fleißig trainieren, werden Sie schon bald voller Freude in die Zukunft blicken.

Erlauben Sie sich, sich von Ihrer Zukunft positiv beschenkt werden zu lassen. Mit mehr Freude im Herzen holen Sie mehr aus Ihrem Leben für sich raus.

Lassen Sie sich einfach mal überraschen, wie häufig Ihre positiven Erwartungen in Erfüllung gehen.
Wer sich verbietet, sich auf etwas zu freuen, der verpasst die Freuden seines Lebens.

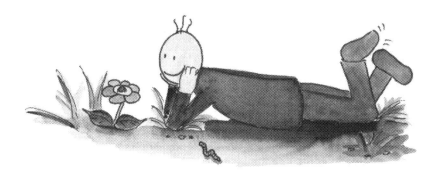

7.4   Anker setzen

Helfen Sie Ihren Klienten dabei, abends abzuschalten. Aufgrund von Glaubenssätzen wie *„Ohne mich geht nichts"*, *„Ich bin der einzig Verlässliche in der Firma"*, *„Ich bin unersetzbar"*, *„Ich darf die Firma nicht im Stich lassen"* können viele abends oder im Urlaub nicht zur Ruhe kommen. Im Gegenteil, die allermeisten leiden unter einer inneren Getriebenheit.

Hinterfragen Sie diese Glaubenssätze Ihrer Klienten und arbeiten Sie jene heraus, die sie daran hindern, nach der Arbeit oder gar beim Schlafengehen abzuschalten.

In diesem Kontext hilft meinen Klienten sehr, wenn sie lernen sich bewusst einen Anker zu setzen Fragen Sie ihre Klienten, was sie tun, wenn sie ihre Arbeit beenden und ihre Freizeit beginnt. Wie ein Schiff, das nach langer Fahrt auf hoher See im Zielhafen angekommen ist und endlich seinen Anker in ruhige Gewässern wirft, lade ich meine Klienten ein, ihren Freizeitanker zu setzen.

Vielleicht wünschen sie sich, nach der Arbeit abschalten zu können, doch oft fällt dies ihnen sehr schwer? Um ihre Freizeit in Zukunft besser genießen zu können, empfehle ich ihnen folgendes: *Wissen Sie was alle Schiffe machen, wenn Sie nach langer anstrengender Fahrt im Hafen einlaufen, – egal ob groß oder klein? Sie setzen einen Anker. Einen Anker der ihnen Sicherheit, Halt und Ruhe gibt. Was könnte wohl Ihr Anker der Ruhe sein?*

1. *Finden Sie eine Tätigkeit, die Sie jedes Mal am Ende eines Arbeitstages durchführen, z. B.: Ihren Computer runterfahren, eine Treppe hinuntergehen, eine Türe schließen, das Auto starten.*
2. *Diese Tätigkeit oder Bewegung setzten Sie ab sofort als Ihren Ruhe-Anker ein, um Ihren Arbeitsalltag BEWUSST zu beenden. Wenn Sie sich z. B. für das Schließen einer Türe entschieden haben, setzten Sie den Ruhe-Anker, indem Sie diese Türe in Zukunft ganz bewusst schließen. Mit dem Schließen der Tür schließen Sie Ihren Arbeitstag und sind frei!*
3. *Verstärken Sie die Wirkung des Ankerwerfens durch einen positiven Glaubenssatz, zum Beispiel indem Sie sich jedes Mal, wenn Sie diese Tür bewusst schließen sagen: „Ich bin frei!"*

Fühlen Sie diesen Akt der Befreiung mit all Ihren Sinnen. Sie haben Ihren Ruhe-Anker geworfen. Ab sofort sind Sie privat und frei von beruflichen Verpflichtungen. Sie haben es sich verdient.

▶   Sollten Sie sich dennoch bei Gedanken über Ihre Arbeit ertappen, setzen Sie umgehend die bereits gelernte STOP-Schild-Technik ein.

7.5   Erlauben Sie sich, unerreichbar zu sein

Ich möchte für meine Firma immer erreichbar sein. Es könnte ja sein, dass ein Kunde etwas dringend von mir braucht…

Glaubenssätze wie dieser führen rasch in ein Burnout. Diskutieren Sie mit Ihren Klienten, ob sie wirklich für ihre Kunden immer erreichbar sein wollen:

Tut es Ihnen gut immer und überall erreichbar zu sein? Fördert dieser Glaubenssatz Ihre Gesundheit und Ihr Lebensglück?

Sie möchten eine gute Arbeit leisten? Dann ist es wichtig, dass Sie gesund bleiben und Gesundheit erfordert nun einmal, dass Sie auf Ihr eigenes Wohlbefinden achten. Erlauben Sie sich Zeiten der Unerreichbarkeit. Schalten Sie Ihr berufliches Handy abends ab. Wenn Sie nur ein Handy haben, empfehle ich Ihnen, beruflich und privat zu trennen, damit Sie abends ausschließlich von Freunden und Familie erreicht werden können. Verwechseln Sie hierbei Firmenkollegen nicht mit Freunden. Ihre Firma ist nicht Ihre Familie, auch wenn das viele Firmen anstreben um Ihre Aufopferungsbereitschaft noch weiter zu erhöhen. Ihre Arbeit ist ein Dienst an die Gesellschaft. Und jede Dienstzeit hat ihr Ende.

Es reicht nicht, wenn Sie Ihr Handy nur auf lautlos stellen. Ein Blick auf das Display reicht um zu erkennen, dass jemand beruflich versucht hat, Sie zu erreichen Diese Information erzeugt (oft unbewusst) ein schlechtes Gewissen. Und schlechtes Gewissen erzeugt Stress.

Kommunizieren Sie in Ihrer Firma, dass Sie nach einer gewissen Uhrzeit nicht mehr erreichbar sind. Konfigurieren Sie automatische Antwort-Mails in Ihrer Email-App und besprechen Sie Ihre Handy-Mailbox entsprechend.

Sie erzeugen in Ihrem Arbeitsumfeld eine bestimmte Erwartungshaltung. Viele Menschen, die gefährdet sind, ein Burnout zu erleiden, erzeugen durch ihren hohen Arbeitseinsatz und ihrer Bereitschaft für alle möglichst alles zu tun, bei ihren Kollegen und Kunden die Erwartungshaltung, dass sie jederzeit für alle erreichbar sind. Da man Sie nur so kennt, wird Ihr hoher Leistungseinsatz schon bald zur Normalität. Und diese Normalität erzeugt bei Ihnen zusätzlichen Druck und führt Sie geradewegs in ein Burnout.

Wenn Sie hingegen schnell aus dem Burnout raus möchten, grenzen Sie sich ab und kommunizieren Sie Zeiten, in denen Sie unerreichbar sind.

Ernährung – die Basis Ihrer Kraft 8

8.1 Bio reicht nicht. Ihre Verdauung braucht Ruhe und Aufmerksamkeit.

Die meisten Menschen wissen sehr wohl, dass viel biologisches Obst und Gemüse förderlich für ihre Gesundheit sind. Doch die wenigsten ahnen, wie unterschiedlich Nahrung in unserem Körper wirkt, je nachdem, in welchem Zustand wir uns während der Aufnahme gerade befinden.

Der gesündeste Speiseplan kann seine Wirkung nicht entfalten, wenn wir unser Essen gestresst hinunterschlingen. In der Sympathikotonie ist das Gleichgewicht zwischen Parasympathikus und Sympathikus zugunsten des Sympathikus verschoben. Während der Sympathikus meist eine ergotrope Wirkung hat, das heißt er ist für die Aktivierung, insbesondere unter Stress zuständig, brauchen wir den Parasympathikus für die Verdauung und unsere Entspannung.

Befinden wir uns während der Nahrungsaufnahme in einer Sympathikotonie, können die zugeführten Nährstoffe nicht optimal aufgenommen und verdaut werden. Wenn wir unsere Nahrung gestresst hinunterschlingen, im Mund zu wenig einspeicheln und zerkleinern, fördert dies die Übersäuerung des Magens und führt häufig zu Gastritis. Viele Personen im Burnout leiden daher auch unter Magenbeschwerden. Folgende Übung hilft, gesundes Essen optimal zu verdauen die physische und psychische Gesundheit zu fördern:

1. *Suchen Sie sich einen Platz, wo Sie sich wohlfühlen. Vermeiden Sie es, Ihr Essen an Ihrem Arbeitsplatz zu sich zu nehmen. Eine gesunde Verdauung setzt voraus, dass Sie Ihr Essen in einem entspannten Zustand genießen.*
2. *Richten Sie sich das Essen möglichst dekorativ an. Die Augen essen mit und schicken dementsprechende Signale an das Gehirn. Nehmen Sie über Ihre*

Augen positive Reize wahr, wirkt dies wiederum entspannend und hilft Ihrem Körper, sich auf die Nahrungsaufnahme vorzubereiten

3. *Wenn Sie mit Besteck essen, legen Sie dieses während des Kauens zurück auf den Tisch. Dies hilft, dass Sie mehr im Hier und Jetzt bleiben und vermeidet, dass Sie zu rasch den nächsten Bissen zum Mund führen.*

4. *Kauen Sie zwischen 20 und 30 mal. Nehmen Sie den Geschmack bewusst wahr.*

5. *Widmen Sie sich zu 100 % Ihrem Essen. Vermeiden Sie Computer, Tablets, Handys, Fernsehen und Zeitungen. Diese lenken von der bewussten Nahrungsaufnahme ab, erschweren den Verdauungsvorgang und fördern Stress.*

8.2   Für alles gibt es den richtigen Moment – auch für das Essen

Die meisten meiner Klienten essen am Abend. Nach dem Stress der Arbeit möchten Sie sich mit einem guten Essen belohnen. Leider fördern sie mit dieser Angewohnheit auch ihre zunehmende Erschöpfung und Antriebslosigkeit. Nahrung, die zu später Stunde in den Magen gelangt, kann nicht mehr ausreichend verdaut werden. Sie bleibt über die Nacht im Darm liegen. Ersparen Sie Ihrem Körper diese Belastung, denn diese wirkt sich nicht nur negativ auf Ihre Verdauung aus, sondern auch belastend auf Ihre Psyche. Ein zu spätes Abendessen fördert nicht nur einen unruhigen Schlaf, sondern auch das Entstehen von Fettpölsterchen. Beides wirkt sich negativ auf die Stimmung aus.

Verlegen Sie Ihr Abendessen auf einen möglichst frühen Zeitpunkt. Es ist heilsam, die Essenszeit auf eine gewisse Zeit am Tag zu begrenzen, 16 (Bas Kast 2018). Setzen Sie Ihre letzte Mahlzeit möglichst früh am Abend, oder noch besser am späteren Nachmittag an.

1. *Nehmen Sie sich in der Früh ausreichend Zeit für Ihr Frühstück. Ihre Gesundheit wird es Ihnen danken, wenn Sie 15 min früher aufstehen und dafür entspannt in den Tag starten. Sie schaffen das.*

2. *Wenn Sie es nicht gewohnt sind, zu frühstücken, entspannen Sie sich bei einer guten Tasse Tee. Vielleicht gönnen Sie sich dann doch etwas Obst dazu.*

3. *Bevorzugen Sie abends eine leichte Kost und halten Sie Abstand von fettreichem Nahrungsmittel, die Ihren Körper nachts belasten und Sie Schlaf kosten.*

4. *Vermeiden Sie zu spätes Essen und verhelfen Sie sich dadurch zu einer besseren Verdauung und zu einem gesünderen Schlaf.*

8.3   Pflanzen und Nahrungsmittel, die sich positiv auf Ihre Stimmung auswirken

Aus meiner Sicht sollte die Ernährung und ihre Wirkung auf die Psyche ein wichtiger Bestandteil in der Ausbildung von Psychologen und Psychotherapeuten sein. Es wurde in den letzten Jahrzehnten sehr viel auf diesem Gebiet geforscht und wertvolle Erkenntnisse gewonnen, welche Nahrungsmittel sich positiv auf die Psyche auswirken.

Immer wieder beobachte ich bei Klienten, bei denen die Therapie ab einem bestimmten Punkt nicht mehr so greift, wie sie das normalerweise tut, dass sie sich innerhalb kürzester Zeit deutlich besser fühlen, sobald es ihnen gelingt, ihre Ernährung umzustellen. Insbesondere das Weglassen von zucker-haltigen Getränken hat bei vielen einen angstreduzierenden und stimmungs-stabilisierenden Einfluss. Stimmungsaufhellende Pflanzen und Nahrungsmittel beschleunigen dann noch zusätzlich den gewünschten Erfolg in der Therapie.

Als Hypnosepsychotherapeut, Klinischer- und Gesundheitspsychologe bin ich kein Ernährungsexperte und möchte mich auch nicht so verstanden wissen. Es ist mir jedoch ein großes Anliegen, auf das Potential hinzuweisen, dass in der Ernährung und in natürlichen stimmungsaufhellenden Nahrungsmitteln liegt. Sie können den Erfolg einer Therapie entscheidend beeinflussen. Denn wenn sich die Stimmung der Klienten aufhellt, sind sie eher fähig und bereit, heilsame Methoden anzuwenden und Verhaltensänderungen durchzuführen. Aus diesem Grund habe ich auf den folgenden Seiten aktuelles Wissen mehrerer Ernährungs-experten in aller Kürze zusammengefasst, welche Nahrungsmittel eine Therapie positiv unterstützen können. Die entsprechenden Werke finden sie im Literaturteil am Ende dieses Buches.

Natürliche Antidepressiva wirken häufig ganzheitlich und stellen das verloren gegangene Gleichgewicht der körperlichen Regelwerke wieder her (Wormer 2017). Die natürlichen Antidepressiva haben zudem meist keine relevanten Nebenwirkungen wie chemische Antidepressiva.

Im Folgenden finden Sie Pflanzen und Nahrungsmittel, welche eine positive Wirkung bei Symptomen wie Unruhe, Schlaflosigkeit, Antriebslosigkeit, Ver-spannungen und depressiven Verstimmungen zeigen. Alle aufgelisteten Pflanzen sollten Sie in Apotheken erhalten können. Bitte erkundigen Sie sich in der Apo-theke oder bei Ihrem Arzt über Kontraindikationen, Wirkungen und Wechsel-wirkungen.

8.3.1 Johanniskraut

Heute gilt Johanniskraut als bestes pflanzliches Antidepressivum wegen der
stimmungsaufhellenden Effekte von Hyperforin. In Deutschland verkauft sich dieses
Kraut besser als Fluoxetin. Der Grund dafür ist, dass man herausgefunden hat, dass
es genauso gut, wenn nicht sogar besser wirkt als das Antidepressivum Prozac und
ähnliche Medikamente, dazu mit nur wenigen Nebenwirkungen (Ross 2010).

Standardisierter Johanniskrautextrakt hemmt die Wiederaufnahme der Neuro-
transmitter Serotonin und Noradrenalin wie ein modernes SSRI-Antidepressivum
(Wormer 2017).

Johanneskraut sorgt für eine Erhöhung des Serotoninhaushalts und wirkt dadurch
stimmungshebend. Auch Schlafprobleme können günstig beeinflusst werden.

Ob Sie Johanneskraut lieber als Tee oder in Tablettenform einnehmen, bleibt
ganz Ihnen überlassen. In Tablettenform erhalten Sie es in konzentrierter Form,
Johanniskrauttee hingegen hat den Vorteil, dass Sie sich zum Trinken einer Tasse
bewusst Zeit nehmen und innehalten. Bei der Einnahme von Tabletten hingegen fehlt das wertvolle Innehalten und die Pillen lassen Sie eher Krankheit
assoziieren.

Ein weiterer Vorteil des Tees gegenüber den Tabletten ist die Tatsache, dass
Sie vermehrt Flüssigkeit zu sich nehmen. Auch dies wirkt sich positiv auf Ihre
Gesundheit aus.

Im Gegensatz zu den meisten pharmazeutischen Tabletten hat das pflanzliche
Johanneskraut kaum Nebenwirkungen: In seltenen Fällen werden Personen etwas
lichtempfindlicher. Dies stört aber insbesondere im Winter die wenigsten. Sehr
selten, wenn es zu hoch dosiert wurde, kann es außerdem zu Hautausschlägen,
Juckreiz, Unruhe oder Müdigkeit kommen (Siewert 2015).

Wichtig zu wissen ist, dass Johanneskraut zwar nur selten Nebenwirkungen
hat, aber manchmal die Wirkung anderer Medikamente verstärkt oder
abschwächt. So können sich Frauen nach der Einnahme von Johanneskraut
nicht mehr hundertprozentig auf die Antibabypille verlassen. Falls Sie bereits
Medikamente einnehmen, insbesondere Blutdruckregulierende, dann sollten Sie
unbedingt durch Ihren Arzt klären, ob Wechselwirkungen auftreten können.

8.3.2 Sibirischer Ginseng

Sibirischer Ginseng wird auch als *Taigawurzel* bezeichnet. Sie wirkt stressmindernd
und ausgleichend auf den ganzen Organismus (Wormer 2017). Die Taigawurzel ver-
bessert darüber hinaus die Aufmerksamkeit und die Konzentrationsfähigkeit.

Vor allem, wenn wir das Gefühl haben, einfach keinen Schritt mehr gehen zu können – sowohl auf der psychischen als auch auf der körperlichen Ebene – hilft die Taigawurzel, wieder auf die Beine zu kommen. Die Wurzel wirkt antiviral und stärkt das Immunsystem – ob vorbeugend oder bei den ersten Anzeichen einer Infektion (Siewert 2015). Zusätzlich unterstütz sie einen guten Schlaf.

Erkundigen Sie sich in der Apotheke über eine optimale Dosierung und Wechselwirkungen. Darüber hinaus wird die Taigawurzel bei depressiven Zuständen in Form hochkonzentrierter Tinkturen empfohlen. Bei Bluthochdruck sollten Sie jedoch von dieser Pflanze eher Abstand nehmen (Wormer 2017).

8.3.3 Tryptophan

Diese Aminosäure ist für die Produktion von Serotonin essentiell notwendig. Damit Ihr Gehirn sich glücklich fühlen kann, muss es über genügend Serotonin verfügen und dieses wird aus Tryptophan aufgebaut. Es ist in Nahrungsmitteln wie Putenfleisch, Rindfleisch und Käse enthalten (Ross 2010).

Ross, die über viele Jahre in Amerika eine Klinik leitete, welche an stimmungsaufhellenden Nahrungsmitteln forscht, hat mit Tryptophan große Erfolge, bei Personen, die unter Stress und Ängsten leiden.

Tryptophan erhalten Sie in der Apotheke. Bitte lassen Sie sich dort auf korrekte Anwendung und mögliche seltene Nebenwirkungen beraten. Die meisten Menschen verspüren keine Nebenwirkungen. Bei einer Überdosierung können jedoch Übelkeit, Benommenheit, Schwindel und übermäßiges Schwitzen auftreten. Beispiele für Nahrungsmittel, die viel Tryptophan enthalten:

- Wildfleisch
- Bananen
- Marillen
- Spinat
- Heilbutt mit Haut

8.3.4 Hydroxytryptophan

Hydroxytryptophan wird aus Tryptophan gebildet, welche dann direkt in Serotonin umgewandelt wird. Und Serotonin, wie Sie bereits wissen, braucht unser Gehirn, um sich glücklich fühlen zu können.

Dieser 3-Stufen-Prozess kann von einer Vielzahl von Dingen ausgeschaltet werden: Ernährung mit Nahrungsmitteln, die zu wenig Tryptophan enthalten (z. B.: Kekse, Brot, Nudeln und sonstige aus Getreiden hergestellte Nahrungsmittel), erhöhter Stress, zu viel Koffein, Alkohol oder durch die Einnahme des künstlichen Süßstoffes Aspartam. Die Serotoninproduktion kann auch unterbrochen werden, wenn Sie schwanger sind, zu wenig Sonnenlicht bekommen oder zu selten Sport treiben (Ross 2010).

Haben Sie mit Tryptophan keine deutliche Verbesserung gespürt (diese sollte innerhalb einer halben Stunde wahrnehmbar sein), dann kann hier laut Ross Hydroxytryptophan weiterhelfen.

Ross empfiehlt eine niedrige Dosierung von 50 mg. Wenn Sie keinen Effekt spüren, erhöhen Sie laut Ross die Dosierung auf 100 mg. Sollten Sie eine der wenigen Personen sein, die diese Substanz nicht gut verträgt, dann stoppen Sie die Einnahme. Sie können stattdessen andere natürliche Wirkstoffe auf ihre wohltuende Wirksamkeit testen.

Hydroxytryptophan erhalten Sie in Österreich rezeptfrei in der Apotheke. In Deutschland hingegen ist es verschreibungspflichtig. Bitte kontaktieren Sie Ihren Arzt und lassen Sie sich auf korrekte Anwendung und mögliche seltene Nebenwirkungen beraten.

8.3.5 Rosenwurz

Laut Wormer (2017) kann Rosenwurz innerhalb von Wochen stressinduzierte psychische Erschöpfungszeichen (u. a. Stimmungsstörungen) mindern und kognitive Funktionen wie assoziatives Denken, Kurzzeitgedächtnis und Konzentration verbessern.

Die Rosenwurz hilft bei Stress und hohem Belastungsdruck, wirkt angstlösend, antidepressiv und antriebssteigernd (Siewert 2015). Rosenwurz sollten Sie ebenfalls in jeder Apotheke kaufen können.

8.3.6 Weißdorn

Wie Sie vielleicht wissen, wird Weißdorn gerne bei Herzproblemen eingesetzt. Er kann aber auch bei Stimmungsschwankungen helfen. Denn auch der Weißdorn enthält natürliche Flavonoide, welche nicht nur helfen, den Herzrhythmus zu stabilisieren, sondern sich auch positiv auf den Hormonhaushalt auswirken.

8.3.7   Marillen

Egal, ob frisch oder getrocknet, Marillen oder auch Aprikosen genannt fördern eine gute Stimmung.

Mithilfe der Aminosäure Tryptophan, welche reichlich enthalten ist, wirken sie stimulierend auf die Produktion von Serotonin und können daher eine positive Wirkung bei leichten Depressionen zeigen.

Ein Teil des enthaltenen Tryptophans wird in Vitamin B3 (Niacin) umgewandelt. Dies wiederum hilft bei Schlafstörungen, Konzentrationsschwäche, Appetitlosigkeit und Gereiztheit. Da Marillen Histamin enthalten, seien Sie bitte vorsichtig bei Histaminintoleranz.

8.3.8   Bananen

Wer kennt sie nicht, die krummen gelben Früchte. Aber wussten Sie, dass auch Bananen sich beruhigend auf Körper und Geist auswirken können? Bananen wirken stimmungsaufhellend. Mit ihren Nährstoffen wie Tryptophan und Kalium sind sie ein guter Tipp für Menschen in jedem Alter.

Des Weiteren enthalten Bananen viel Vitamin B6 und können daher auch Erschöpfungszuständen, oder prämenstruellen Symptomen entgegenwirken. Personen, die unter einem Burnout leiden, sind oft gereizt, da sie unter Druck stehen. Mit dem Genuss von Bananen fördern Sie Ihre Ausgeglichenheit.

8.3.9   Spargel

Spargel enthält einen Vitamin-B-Komplex, welcher für das Nervensystem und die Gemütsverfassung sehr wichtig ist. Nährstoffe, wie Vitamine A, C, K, Folsäure, Kalium, Mangan, Protein und Kupfer helfen dem Körper bei der Energiegewinnung und fördern eine positive Grundstimmung.

8.3.10 Avocados

Avocados enthalten Vitamin B6, gesunde ungesättigte Fettsäuren, Tryptophan und Folsäure. Diese werden in das stimmungsaufhellende Serotonin umgewandelt.

8.3.11 Seetang und Algen

Seetang und Algen enthalten Eisen und wirken als Energielieferant. Das enthaltene Magnesium kann beim Stressabbau helfen. Seetang und Algen enthalten auch Jod, welches einer negativen Stimmung und Antriebslosigkeit entgegenwirken kann. Das enthaltene Calcium wiederum kann sich stabilisierend bei Stimmungsschwankungen auswirken.

8.3.12 Fetter Seefisch

Wer gerne Fisch isst, sollte vor allem Makrele, Lachs oder Thunfisch verzehren. Diese Fische zeichnen sich durch einen hohen Anteil an Omega-3-Fettsäuren aus. Omega 3 ist nicht nur hilfreich im Rahmen einer cholesterinarmen Ernährung. Es verstärkt auch die Wirkung von Serotonin und Dopamin, die für eine gute Stimmung wichtig sind. Ebenfalls wird eine gute Durchblutung gefördert und schützt Sie somit vor Herz-Kreislauf-Erkrankungen.

8.3.13 Walnüsse

Ersetzen Sie Süßigkeiten und industriell veränderte Knabberei durch Walnüsse. Sie sind reich an Omega-3-Fettsäuren. Diese wirken sich positiv auf diverse Funktionen im Gehirn aus und können dadurch stimmungsaufhellend wirken. Personen mit einer Gastritis oder einem empfindlichen Magen sollten jedoch darauf achten, es nicht zu übertreiben, da ansonsten der Magen übersäuern könnte.

8.3.14 Naturreis und Paranüsse

Paranüsse halten Ihr Gehirn auf Trab und sind ebenfalls sehr bekömmlich als Knabberei zwischendurch. Genauso wie der Naturreis enthalten sie Selen und Magnesium und wirken gegen Niedergeschlagenheit, Stress, Erschöpfung und Depressionen.

8.3.15 Süßkartoffeln

Süßkartoffeln schmecken hervorragend, wie Kartoffeln nur viel geschmacks-intensiver und, wie der Name schon sagt, etwas süßlicher. Sie enthalten zahl-reiche Nährstoffe, Eisen und Vitamin B6. Wie Sie bereits wissen, helfen diese Bestandteile bei Stimmungstiefs, Depressionen, Heißhunger und Trübsinn. Zusätzlich helfen Süßkartoffeln, den Blutzuckerspiegel konstant zu halten.

8.3.16 Rosmarin und Salbei

Rosmarin und Salbei sollten in keiner Küche fehlen. Sie eignen sich hervor-ragend zum Würzen diverser Gerichte und können darüber hinaus durchaus als Heilkräuter bezeichnet werden. Die enthaltenen ätherischen Öle fördern die Durchblutung und wirken stressreduzierend und entspannend. Rosmarin wirkt kreislauf- und appetitanregend. Morgens als Tee getrunken ist er ein guter Kaffee-ersatz. Kontraindikationen: hoher Blutdruck und Schwangerschaft (Siewert 2015).

8.3.17 Kurkuma

Kurkuma eignet sich nicht nur hervorragend bei diversen Magenbeschwerden, es kann auch Ihre Stimmung positiv beeinflussen. Jeden Morgen in ein kleines Glas, 2 Teelöffel Kurkuma, etwas Olivenöl und das Ganze mit warmem Wasser aufgießen. Die positive Wirkung spüren Sie innerhalb weniger Minuten. Wenn Sie die Möglichkeit haben, nehmen Sie frische Kurkumawurzeln, ansonsten Bio-Kurkuma gemahlen.

8.3.18 Schokolade

Wer kennt sie nicht, die stimmungsaufhellende Wirkung der Schokolade. Da die Wirkung nur sehr kurz anhält und die Schokolade leider auch sehr fetthaltig ist, gilt hier die Devise: „Weniger ist mehr!"

Die Ernährungsexperten scheinen sich zwar nicht ganz einig zu sein, jedoch empfehlen die meisten doch eher den Griff zur hochwertigen dunklen Schokolade.

8.3.19 Schlafbeeren

Schlafbeeren sind auch unter ihrem indischen Namen als Ashwagandha bekannt. Sie enthalten Gamma-Aminobuttersäuren, welche das Nervensystem stärken und ebenfalls die Stimmung heben können.

8.4   Pflanzen und Nahrungsmittel, die sich positiv auf Ihren Schlaf auswirken

Viele stimmungsaufhellende Nahrungsmittel fördern auch einen guten Schlaf, sofern sie nicht zu sehr antriebssteigernd in ihrer Wirkung sind. Im Folgenden habe ich für Sie ein paar Nahrungsmittel aufgelistet, welche aufgrund ihrer beruhigenden Wirkung förderlich für einen guten Schlaf sind.

8.4.1   Passionsblumen

Bereits die Indianer nahmen diese Pflanze aufgrund ihrer beruhigenden Wirkung ein. Am amerikanischen Kontinent findet diese Blume schon seit langer Zeit eine medizinische Anwendung, insbesondere zur Schlafförderung und bei Angstzuständen. Ihre Früchte sind auch als Maracuja bekannt. Es ist nicht notwendig, gleich zur Chemie zu greifen. Probieren Sie es doch mal pflanzlich, ohne schädliche Nebenwirkungen. Die Passionsblumen enthalten Flavonoide, die beruhigend wirken und eine positive Wirkung bei Ängsten und Spannungskopfschmerzen zeigen. Bei gleichzeitiger Einnahme von Johanniskraut verstärkt sich die Wirkung und ist dementsprechend zu dosieren (Siewert 2015).

8.4.2   Baldrian

Für eine rasche Genesung aus dem Burnout ist ein gesunder Schlaf sehr wichtig. Baldrian wirkt beruhigend und fördert Ihre Entspannung. Es hilft bei Nervosität, Unruhe, Angst und Schlafproblemen.
   Interessant ist auch, dass Baldrian in einer niederen Dosierung eher aktivierend wirkt und in einer höheren beruhigend (Wormer 2017). Baldrian sollten Sie ebenfalls in jeder Apotheke erhalten.

8.4.3   Melisse

Melisse wird ebenfalls gerne bei Schlafstörungen eingesetzt. Sie entkrampft, wirkt beruhigend und antibakteriell. Herz- und Verdauungsprobleme, welche durch Stress und Ängste hervorgerufen werden, kann sie ebenfalls positiv beeinflussen (Siewert 2015).

8.4.4   Hopfen

Vom Hopfen aus der Familie der Hanfgewächse werden die weiblichen Blüten verwendet. Vielen ist er als Bierzutat bekannt. Vor allem bei Einschlafstörungen ist Hopfen aufgrund seiner schlaffördernden Wirkung eine der wichtigsten Pflanzen. Oft wird er in Verbindung mit Baldrian, Melisse und Passionsblume verabreicht. Er wirkt antibakteriell und durch seine Bitterstoffe appetitanregend. Auch bei Verdauungsproblemen und Gallestörungen kann die Einnahme positiv wirken (Siewert 2015).

8.4.5   Hafer

Hafer kann ebenfalls helfen, einen aus dem Takt geratenen Schlaf-Wach-Rhythmus wieder zu harmonisieren. Er wirkt allgemein entzündungshemmend und wirkt beruhigend (Siewert 2015).

8.4.6   Lavendel

Lavendel wird hauptsächlich bei Schlafstörungen eingesetzt. Der entspannende Effekt kommt auch den Muskeln zugute. Lavendel wirkt zudem antimikrobiell, entzündungshemmend, pilzwidrig und schreckt Zecken und Milben ab. Das ätherische Öl hilft bei Wunden und Verbrennungen (Siewert 2015).

Was Sie aus diesem *essential* mitnehmen können

- Therapeutischer Leitfaden zur symptomatischen Behandlung von Burnout
- Konkrete Anleitungen für Betroffene, wie sie sich vor einem Burnout bewahren können und schneller wieder in ihre Kraft finden.
- Atmungstechniken zur Förderung der parasympathischen Innervation der inneren Organe.
- Entspannungstechniken über die bewusste und achtsame Wahrnehmung aller Sinnesorgane
- Gehirntraining zur Förderung positiver Gedanken und Emotionen
- Natürliche Antidepressiva und ihre Wirkung
- Suggestion und ihre therapeutische Wirkung bei der Behandlung von Burnout

R. König, *Schnelle Hilfe bei Burnout*, essentials, https://doi.org/10.1007/978-3-658-30301-3

Literatur

Kast, B. (2018). *Der Ernährungskompass*. München: Bertelsmann.

Ross, J. (2010). *Was die Seele essen will. Die Mood Cure. Übersetzung aus dem Amerikanischen von Julia Höfer und Swantje Künckeler*. Stuttgart: Kletta Cotta (Erstveröffentlichung 2002, The Mood Cure im Verlag Penguin Books, New York).

Siewert. (2015). *Natürliche Psychopharmaka. Ganzheitliche Medizin für die Seele* (2. Aufl.). München: Gräfe und Unzer.

Wormer, E. J. (2017). *Natürliche Antidepressiva. Sanfte Wege aus dem Stimmungstief. Kompakt-Ratgeber*. Mankau Verlag GmbH.

Printed in the United States
By Bookmasters